Yariel Morejón
María Isabel Santana
Odalys Milian

Baja Visión

Yariel Morejón
María Isabel Santana
Odalys Milian

Baja Visión

Comportamiento en adultos en un área de salud

Editorial Académica Española

Cover image: www.ingimage.com

Publisher:
Editorial Académica Española
is a trademark of
Dodo Books Indian Ocean Ltd. and OmniScriptum S.R.L publishing group

120 High Road, East Finchley, London, N2 9ED, United Kingdom
Str. Armeneasca 28/1, office 1, Chisinau MD-2012, Republic of Moldova, Europe
Printed at: see last page
ISBN: 978-620-2-12424-9

TÍTULO: BAJA VISIÓN. COMPORTAMIENTO EN ADULTOS DE UN AREA DE SALUD

AUTORES:

Dr. YARIEL MOREJÓN ISER.

Dr. en Medicina. Especialista de I Grado en MGI. Diplomado en Oftalmología

Dra. MARIA ISABEL SANTANA CORZON.

Dra. en Medicina. Especialista de I Grado en MGI.

DRA. ODALYS MILIAN RODRÍGUEZ

Dra. en Medicina. Especialista de I Grado en MGI y Dermatología. Profesora Asistente de la UCMVC

Resumen:

Introducción: A pesar de los avances tecnológicos en el campo de la Oftalmología, sigue siendo la rehabilitación visual un proceder muy importante en pacientes con baja visión, pero siempre teniendo en cuenta las necesidades de cada individuo. **Objetivo:** Describir el comportamiento de adultos con baja visión. **Metodología:** Se realizó un estudio descriptivo transversal en adultos con baja visión pertenecientes al Consultorio 2, Policlínico de Manacas del municipio de Santo Domingo, en el período comprendido entre enero 2018 y diciembre a 2018, se utilizaron una guía de revisión elaborada por el autor y tutora de la investigación y encuesta **Resultados:** En nuestro grupo de estudio se constató un mayor número de adultos cuyas edades estaban entre 60 y más años con 25 casos para el 49 por ciento, sexo femenino con 26 casos para el 51 por ciento, nivel socio económico no aceptable con 27 casos para el 52,9 por ciento y color de la piel blanco con 33 casos para el 64,7 por ciento. **Conclusiones:** Con respecto a la clasificación de la baja visión, existió un predominio de los adultos que se les clasificó como moderada y dentro de los factores de riesgo los que no poseían diabetes mellitus, la hipertensión arterial es normal, no consumen tabaco y son bebedores moderados. Entre las causas de la baja los adultos con glaucoma, seguido de albinismo y retinopatía diabética, como ayuda óptica usaban la lupa. Se apreció un mayor número, que mostraron el no cumplimiento de la adherencia terapéutica.

Palabras claves: Comportamiento, adultos, baja visión.

INDICE

Introducción

La baja visión es aquella que padecen las personas que, a pesar de usar gafas, lentes de contacto o haberse hecho cirugía, tienen mucha dificultad para desarrollar actividades como leer, ir de compras, cocinar, ver televisión o escribir, así como para reconocer rostros de familiares y amigos[1].

Según la Organización Mundial de la Salud (OMS), la baja visión es un problema clínico que afecta a más personas de las que sufren ceguera. En el mundo existen aproximadamente 285 millones de personas con discapacidad visual; de ellas, 246 millones presentan baja visión [2]. El número de personas discapacitadas se incrementa cada día a nivel mundial, por lo que la baja visión es un problema y, a la vez, un reto [3].

También existen diferencias por regiones. El Sureste Asiático con más de 11 millones de personas afectadas es la zona con mayor prevalencia de ceguera, seguida del Oeste Pacífico y del África, con más de 9 y 6 millones de personas respectivamente. Europa es un área muy dispar, con zonas totalmente industrializadas, otras en pleno desarrollo y zonas menos desarrolladas, lo cual se refleja directamente en la salud visual y en la prevalencia de la ceguera y de discapacidad visual.

Cabe diferenciar dos zonas: Europa occidental y Europa del este. En general, se registran más datos de baja visión, cuya causa principal es el error refractivo no corregido, seguido de la degeneración macular asociada a la edad (DMAE) y el glaucoma. En la Europa del este además de estas causas, son alarmantes las tasas registradas de la retinopatía del prematuro e, incluso, la de cataratas en comparación con la Europa occidental. La prevalencia de personas con discapacidad visual en Europa es de 15,521 millones de personas (2,732 millones de ciegos y 12,789 millones de personas con baja visión) [4].

En un informe realizado sobre ceguera en España se expone la prevalencia de baja visón por continentes, que se relacionan a continuación: África 3,98 %, América 1,82 %, Europa Este 3,27 %, Europa 1,77 %, Sudeste Asiático 2,83 % y Oeste Pacífico 2,43 % [5].

España sigue la línea de la Europa occidental. El mayor factor de riesgo es el envejecimiento poblacional que, junto al aumento de la tasa registrada de diabetes, llevan a una mayor prevalencia de ceguera. Se estiman 979.200 personas con alguna discapacidad visual, de las cuales 920.900 presentan baja visión y 58.300 son ciegas [5].

Dentro de las causas de ceguera y de discapacidad visual tenemos las alteraciones de la córnea, entre las que se describen el queratocono, el astigmatismo irregular, las cicatrices corneales y las opacidades corneales difusas; las alteraciones refractivas como la hipermetropía, la miopía y los astigmatismos elevados; las alteraciones pupilares: aniridia, midriasis paralítica, coloboma de iris y distorsión pupilar; las alteraciones del cristalino: luxación, subluxación y afaquia; de la coriorretina como el agujero macular, la degeneración macular asociada a la edad (DMAE), el glaucoma, la retinosis pigmentaria, la acromatopsia y la distrofia de conos y, por último, la atrofia entre las alteraciones del nervio óptico. Las causas varían en las diferentes regiones geográficas. En Europa Occidental y en Europa del Este la causa principal de la baja visión es el error refractivo no corregido, seguido de la DMAE y del glaucoma. En Europa del Este, además de estas causas, son alarmantes las tasas registradas de la retinopatía del prematuro e, incluso, la de cataratas en comparación con la Europa Occidental [6].

En España menos del 5% han sido rehabilitados. La prevalencia de la discapacidad visual en España es del 2,14%. Entre las patologías oculares más predominantes que causan discapacidad visual se encuentra: retinosis pigmentaria (25%), miopía magna (23%), DMAE (31%), retinopatía diabética (16%) y glaucoma (6%) [7].

Existen estudios de países en los que predomina la catarata como causa principal, como Brasil (33,2 %), Paraguay (64 %), y Turkmenistán (54 %), seguida de glaucoma (25 %). Sin embargo, en Nigeria las opacidades corneales como secuelas de tracoma, la deficiencia de vitamina A, la lepra, el sarampión y las complicaciones quirúrgicas, son las segunda y tercera causas de discapacidad visual [8].

En otras regiones, las causas más frecuentes de la baja visión son la DMAE, la miopía magna, la retinopatía diabética y las enfermedades corneales, mientras que la etiología de la ceguera y la baja visión están relacionadas con la catarata (47,8 %), el glaucoma (12,3 %), la DMAE (8,7 %), las opacidades corneales (5,1 %), la retinopatía diabética (4,8 %), la ceguera en la infancia (3,9 %), el tracoma (3,6%), la oncocercosis (0,8) y otras causas (13 %), en distintas partes del mundo [(14,15)]. Por ejemplo, el tracoma, causa del 3,6 % de ceguera en el mundo por opacidades corneales, es muy frecuente en algunas regiones e inexistente en otras [9].

Por las diferentes limitaciones que presenta, algunos pacientes con baja visión exteriorizan un grado de seguridad bajo, perdiendo de esta manera importantes aspectos de su vida personal como lo son la independencia física, la falta de disponer de su propio tiempo, la falta de intimidad que acentúa su sentimiento de inferioridad y el pensamiento de estar rodeado de espacios vacíos debido a que su memoria visual se apaga progresivamente [10].

Cada vez existen más profesionales (ópticos optometristas especialistas en baja visión), que ofrecen una variedad de servicios para ayudar a estas personas a usar mejor la visión que les queda, mediante instrumentos ópticos y no ópticos, y mediante consejos y estrategias a seguir para mejorar su calidad de vida. Aunque no pueden recuperar el alto grado de visión perdida, las personas con baja visión deben ser conscientes de que pueden seguir disfrutando de actividades con amigos, familiares, pasatiempos y otros intereses. La clave es no encerrarse en sí mismo, buscar ayuda y no caer en un conformismo erróneo que lleve a pensar que no hay nada que hacer y que la merma de autonomía por los problemas de visión es algo "inevitable por la edad"[1].

Para esto un equipo de trabajo que rehabilite a una persona con baja visión, debe potenciar la motivación del paciente y trabajar en aumentar el balanceo, el sentido de posición en el espacio, buena memoria, sentido kinestético, habilidad para interpretar las pistas previas por el oído, tacto y gusto, y capacidad para equilibrar tiempo y distancia. Todo aquello que lo ayuda a funcionar más adecuadamente en todas las situaciones de vida [10].

La prevalencia de la baja visión es mayor en mujeres (60 % de la población con discapacidad visual), lo cual puede estar relacionado con la mayor esperanza de vida, y en países en vías de desarrollo, por su falta de acceso a servicios médicos. Aproximadamente el 87 % de la población con algún tipo de discapacidad visual se encuentra en países en vías de desarrollo, donde la falta de acceso a servicios médicos, la malnutrición y la falta de agua potable propician la aparición de enfermedades oculares. Se conoce que el mayor porcentaje de las enfermedades que causan baja visión ocurre a edades avanzadas, lo que explica que la incidencia de la baja visión sea mayor en los ancianos que en otros grupos de edades [6,11].

Los grandes cambios socioeconómicos acaecidos en las últimas décadas han provocado que las personas más vulnerables sean los adultos mayores. La pérdida de visión es la tercera causa de disminución de la capacidad funcional en los ancianos. Los factores de riesgo asociados a las causas de discapacidad visual y la ceguera en el mundo son: la edad, el género y la condición socioeconómica, por lo que la distribución de personas con deficiencia visual grave no es homogénea. Los mayores de 50 años (65 a 82 % del total), desarrollan patologías como son las cataratas, el glaucoma, la degeneración macular, las afecciones palpebrales o la sequedad de los ojos, aunque representan el 19 % de la población mundial [8].

En Cuba se han realizado estudios sobre prevalencia de baja visión y ceguera en varios lugares de La Habana, y es el glaucoma la enfermedad más prevalente [12]. Más del 30 % de los pacientes atendidos en consulta de Oftalmología tienen algún grado de degeneración macular [13]. Para la rehabilitación visual de estos pacientes se hacen múltiples investigaciones a nivel mundial. Recientemente se han diseñado e implantado lentes intraoculares telescópicos que son un gran avance con respecto a las ayudas ópticas para la baja visión [14]. La microperimetría es otra opción novedosa en la rehabilitación de pacientes con afecciones maculares; este examen contiene habilidades tecnológicas requeridas para valorar los componentes de la función visual y de la función visual residual, y se emplea para estimular esta última [15].

Antecedente.

En el año 2016 se realizó un estudio observacional descriptivo de corte transversal de modelo metodológico mixto paralelo, los participantes del estudio fueron pacientes de baja visión contemplada desde grados leve a severo pertenecientes al centro de Rehabilitación para Adultos Ciegos

CRAC. Se aplicó el cuestionario NEI VFQ25 en su versión traducida al español, el cuestionario consiste en 25 preguntas relacionadas con la salud visual, bienestar emocional y social, posee 11 sub-escalas sobre el funcionamiento visual. El puntaje promedio total del cuestionario VFQ 25 antes de la rehabilitación fue de 40,85 (DS±17.40) y posterior a ésta fue de 52,92 (DS±15,21). Para encontrar las diferencias en la aplicación del cuestionario antes y después, ser realizó la prueba T Student en donde arrojó diferencias estadísticamente significativas $p \leq 0.05$. En el análisis cualitativo se observó que la categoría más relevante fue inclusión social identificada en todos los participantes del estudio, siendo la más reportada. La calidad de vida de los pacientes con baja visión, mejora significativamente después de la rehabilitación [16].

Justificación del problema.

En el año 2000 se inició un nuevo proyecto promovido por el MINSAP con el auspicio de la CBM, conocido como "Prevención de Ceguera por ROP", para el cual se realizó un entrenamiento escalonado en 11 provincias del país. Su primer taller "Apoyo al desarrollo de la Baja Visión en Cuba" se realizó en el año 2002. El trabajo se inició en el año 2004 en 4 provincias del país (Ciudad de La Habana, Villa Clara, Camagüey y Santiago de Cuba) y se extendió en el 2006 a 3 más: Cienfuegos, Sancti Spíritus y Las Tunas, con el objetivo de sensibilizar y capacitar a todos los equipos multidisciplinarios para realizar la detección, el diagnóstico y el tratamiento precoz, así como la rehabilitación visual de las personas con discapacidad visual [17].

En un estudio realizado en nuestro país, en el año 2010, Cobas Ruiz y colaboradores reflejan que el total de personas con discapacidad en Cuba, ascendió a 366 864 lo que se tradujo en una tasa de prevalencia en el país de 3,26 por cada 100 habitantes. Las provincias con el mayor número de personas con discapacidad, correspondieron a: Ciudad de La Habana (46 433), Santiago de Cuba (39 507), Holguín (37 181) y Villa Clara (30 419) [18].

A pesar de los avances tecnológicos en el campo de la Oftalmología, sigue siendo la rehabilitación visual un proceder muy importante en pacientes con baja visión, pero siempre teniendo en cuenta las necesidades de cada individuo. La rehabilitación visual consiste en un conjunto de procesos encaminados a obtener el máximo aprovechamiento visual de un paciente portador de baja visión, con la utilización óptima de las ayudas prescriptas. Se realiza por un equipo multidisciplinario integrado por oftalmólogos, psicólogos, rehabilitadores y trabajadores sociales, e incluye el binomio familia-sociedad. Individualmente cada parte aporta sus experiencias y conocimientos, que se fusionan y logran una adecuada adaptación del paciente a su nueva condición física y funcional [19].

Se recomienda prestar los servicios de baja visión en tres niveles [20]:

1) Nivel primario: proporcionado por médicos de atención primaria, oftalmólogos no hospitalarios, rehabilitadores, maestros. Sus actividades van dirigidas a mejorar la conciencia en baja visión, exploración e identificación y posterior derivación de casos con baja visión a servicios específicos.

2) Nivel secundario: proporcionado por oftalmólogos, ópticos, especialistas clínicos en baja visión, terapeutas, etc., tanto de carácter privado como públicos (hospitales comarcales, etc.). Se trata de proporcionar diagnóstico

y tratamiento, refracción, valoración en baja visión, prescripción de ayudas ópticas e instrucción en su uso.

3) Nivel terciario: caracterizado por servicios multidisciplinares para hacer diagnóstico de pacientes con necesidades muy complejas. Puede darse en hospitales donde hay, aparte de especialistas oftalmológicos, otras especialidades disponibles como referencia y consultores, o en organización con carácter multidisciplinar. Incluye la prescripción de aparatos complejos y de alta potencia en baja visión, educación especial y entrenamiento en orientación y movilidad, atención psicológica y trabajo social. Este nivel incluye, también, programas de evaluación y/o investigación .

Ayudar a pacientes con Baja Visión a utilizar y potenciar su resto visual, no sólo es un reto y un deber nuestro como profesionales de la salud visual primaria sino que además es un derecho suyo por el que todos tenemos la obligación de trabajar, desde un punto de vista multidisciplinar, oftalmólogos, optometristas, psicólogos, rehabilitadores... no olvidemos que el 80% de la información que recibimos a lo largo de nuestra vida es visual [21].

Con este trabajo me gustaría dar a conocer las características de los adultos con baja visión según adherencia al tratamiento de rehabilitación, con el objetivo de mejorar la calidad de vida de los pacientes por lo que planteamos el siguiente problema científico.

Problema científico:

¿ Como caracterízar el comportamiento de los adultos con baja visión, en los pacientes del CMF 2, en el Policlínico Universitario Manacas durante el periodo de enero 2018 a diciembre 2018?

OBJETIV0S

Objetivo general:

- Describir el comportamiento de los adultos con baja visión del CMF 15 del Policlínico Manacas en el período enero a diciembre del 2018.

Objetivos específicos:

1) Describir a los pacientes con baja visión según algunas variables de interés.
2) Identificar los pacientes incluidos según variables clínico-patológicas de interés.
3) Determinar la adherencia terapéutica a la rehabilitación de la baja visión.

Marco Teórico

Antecedentes históricos de la Baja visión.

Estudios realizados acerca de la historia de la baja visión, como subespecialidad dedicada a la rehabilitación visual, reflejan que desde los años 1930 ya los oftalmólogos sabían que el uso del resto visual no dañaba los ojos. El término de baja visión se creó en el año 1935, cuando *William Feinbloom* publicó un artículo titulado "Introducción a los principios y práctica de la visión subnormal". Más tarde, Eleanor E. Faye se dio cuenta de la necesidad de conocer qué patologías eran las que provocaban esta deficiencia de visión. Posteriormente, Edwin B. Mehr y Allan N. Freid normalizaron el examen clínico en pacientes de baja visión.

Pero sin duda alguna, una de las grandes pioneras en la baja visión fue la doctora *Natalie Barraga*, quien ya en 1960 publicó sus investigaciones sobre actividades para la estimulación visual y comenzó a publicar trabajos dirigidos a potenciar el uso de la visión y a mejorar la función visual en niños[12].

En 1953, se abre en Nueva York la primera clínica de baja visión, en el año 1970, en Dinamarca se abre la primera clínica europea. En 1978, un grupo de expertos en Uppsala organiza un modelo de baja visión como servicio multidisciplinar[20].

En el año 1985 se creó en España el primer centro de baja visión y rehabilitación visual[12].

En Bangkok en 1992 en la Reunión organizada por la OMS "Manejo de la baja visión en niños", se definió el concepto de baja visión para conseguir criterios internacionales.

La Sociedad Internacional para la Investigación y Rehabilitación de la Baja Visión (International Society for the Low Vision Research and Rehabilitation, ISLRR), organizó en Octubre de 2004 en Oslo, un taller con la pretensión de elaborar un documento denominado: "Hacia una reducción del impacto global de la baja visión". En él se plasma la necesidad de considerar los servicios de baja visión como un DERECHO HUMANO básico, independientemente del nivel económico, así como, de diferenciar la ceguera y baja visión como grupos diferentes. Se aceptan las condiciones que la Organización Mundial de la Salud (OMS) utiliza para clasificar y se dan sugerencias sobre cómo se deben organizar los servicios de baja visión. Se proponen tres niveles: (primario, secundario y terciario)[20].

También, el proyecto "Leonardo da Vinci", a partir de un grupo de trabajo donde se reunieron expertos de cinco países europeos (Inglaterra, Italia, Holanda, Noruega y España representada por la ONCE) que trabajaron desde Diciembre de 1997 hasta Mayo del 2001 con el objetivo de desarrollar un programa unificado de formación y entrenamiento para profesionales que trabajan en la baja visión (oftalmólogos, optometristas, técnicos…). Por último, el proyecto de la OMS: "Visión 2020, El derecho a ver", supone un ambicioso reto que se trabaja a través del Sistema Internacional de Salud, la Unión Mundial de Ciegos (World Blind Union, WBU) y la Agencia Internacional para la Prevención de la Ceguera (International Agency for the Prevention of Blindness, IAPB) con el objetivo de eliminar la ceguera prevenible para el año 2020[20].

En Cuba, la especialidad de Baja Visión se comenzó a trabajar en el Instituto Cubano de Oftalmología "Ramón Pando Ferrer" entre los años 1986-1990, y el Servicio quedó oficialmente constituido en 1994. Más adelante, entre los años 1995-1997, se desarrolló la subespecialidad de Baja Visión en el país a través del entrenamiento de un grupo de profesionales de varias provincias (Pinar del Río, Matanzas, Villa Clara y Camagüey) [17]

Durante el año 1998 se comenzó a trabajar —en conjunto con la Organización No Gubernamental (ONG) Christian Blind Mission (CBM), el Ministerio de Salud Pública (MINSAP), el Consejo de Iglesias de Cuba (CIC) y el Ministerio de Comercio Exterior e Inversión Extranjera— en el Programa Apoyo a la Prevención de Ceguera y Baja Visión en Cuba, 1998-2007. El programa logró implementar líneas de acción en la prevención de la baja visión y la ceguera por catarata y ROP, permitió mejoras tecnológicas en los servicios de Oftalmología y el entrenamiento de los recursos humanos, e incrementó la calidad de vida de la población afectada en 14 provincias del país [17]

En 1999, la OMS y las agencias internacionales para la prevención de la ceguera crearon el Programa VISION 2020 "El derecho a ver", donde se hizo realidad el I Taller de sensibilización (CBM-MINSAP) en La Habana [17].

En el año 2000, en un Taller Nacional, se presentó el Programa del Ministerio de Salud Pública para la detección precoz y la atención temprana de la baja visión; pero no fue hasta el año 2004 en un claustro nacional de profesores, que se decidió adicionar al programa de estudio de la residencia de Oftalmología esta asignatura, que también es impartida a los estudiantes de la licenciatura en Optometría y Óptica[12,22].

Baja visión.

La OMS en 1992[23] definió a una persona con Baja Visión, aquella con una incapacidad en la función visual aun después de tratamiento y/o refracción común, con una agudeza visual en el mejor ojo de 0.3 a percepción de luz o con un campo visual inferior a 10º desde el punto de fijación, pero que se use, es decir, potencialmente capaz de usar la visión para la planificación y ejecución de tareas.

En el año 2009 y según la OMS[24], una persona con baja visión es aquella que tenga una alteración de la función visual aún después de tratamiento y/o corrección refractiva estándar (anteojos o lentes de contacto), y tiene una agudeza visual de menos de (20/60) a percepción de luz, o un campo visual de menos de 10 grados desde el punto de fijación, pero que usa, o es potencialmente capaz de usar la visión remanente para la planificación y/o ejecución de una tarea".

El autor de la presente investigación acepta lo planteado en el libro Baja visión, de la cubana Lic. Martha Marilys González Alonso[25], donde se plantea que las personas que tengan menos de 0,3 de agudeza visual (AV) en su mejor ojo y que no mejoren con cristales convencionales o tratamiento médico o quirúrgico, se consideran discapacitados visuales, así como también cuando el campo visual es menor de 20.

Según estudios realizados por el centro "Ángel Barañano"[26], en España tienen baja visión más de dos millones de personas, y menos del 5 % han sido rehabilitadas. En la Unión Europea hay unos 20 millones y en los países desarrollados una de cada seis personas mayores de 65 años tiene baja visión. En un informe realizado sobre ceguera en España se expone la prevalencia de baja visón por continentes, que se relacionan a continuación: África 3,98 %, América 1,82 %, Europa Este 3,27 %, Europa 1,77 %, Sudeste Asiático 2,83 % y Oeste Pacífico 2,43 %.

Clasificación de la baja visión.

La OMS en el 2014[27] subdivide la función visual en cuatro niveles:

- Visión normal
- Discapacidad visual moderada
- Discapacidad visual grave
- Ceguera(12)

Comúnmente la discapacidad visual grave y moderada se reagrupa bajo el término “baja visión”.

La OMS[28] para su mejor comprensión clasifica clínicamente la baja visón en dos grupos:

1. Discapacidad visual moderada con agudeza visual comprendida desde 0,3 (6/18) hasta 0,1 (6/60).

2. Discapacidad visual grave con agudeza visual comprendida inferior a 0,1 (6/60) hasta 0,05 (3/60).

El autor de la presente investigación acepta lo planteado en el libro Baja visión, de la cubana Lic. Martha Marilys González Alonso[25], donde se plantea que El tipo de baja visión cercana se divide en:

– Moderada: 20/70-20/160.

– Severa: 20/200-20/400.

– Profunda: 20/5 000-20/1 000

Factores de riesgo de la baja visión.

Según la OMS[27], en su proyecto “Ceguera y discapacidad visual” publicado en el 2014, los factores de riesgo asociados a causas de discapacidad visual y ceguera en el mundo serían la edad, el género y la condición socioeconómica.

Edad[27]: la discapacidad visual afecta de manera desigual a los distintos grupos de edad siendo más incisiva en personas mayores de 50 años representando el 65 % del total. Con la edad ocurren cambios en la visión que hacen perder parte de la capacidad visual y de desarrollan patologías como pueden ser las cataratas, el glaucoma, la degeneración macular, afecciones palpebrales o sequedad de los ojos.

Género[27]: la prevalencia de Baja Visión es mayor en mujeres que en hombres. La OMS estima que más del 60 % de la población con discapacidad visual son mujeres lo cual puede estar explicado por su mayor esperanza de vida, y en países en vías de desarrollo, por su falta de acceso a servicios médicos.

La condición socioeconómica[27]: aproximadamente el 87 % de la población con algún tipo de discapacidad visual se encuentran en países en vías de desarrollo donde la falta de acceso a servicios médicos, la malnutrición y la falta de agua potable propician la aparición de enfermedades oculares.

Pero, es de opinión del autor de la presente investigación, que existen otros factores de riesgo que aumentan la probabilidad de ocurrencia de las afecciones oculares, entre ellas la baja visión como:

Tabaco: Se han realizado múltiples estudios tratando de demostrar una asociación entre el tabaco y las enfermedades oculares, habiéndose encontrado asociación con la degeneración macular asociada a la edad (DMRE), la formación de cataratas, la orbitopatía tiroidea y la retinopatía diabética. Una de las teorías que tratan de explicar el motivo por el que el tabaco parece estar implicado en el desarrollo de cataratas se basa en la disminución de los antioxidantes endógenos en los fumadores, lo que favorecería el daño oxidativo[29,30].

Alcohol: También se han realizado múltiples estudios tratando de encontrar una asociación entre el consumo de alcohol y la formación de cataratas, como el realizado en Maryland no demostró asociación entre el tabaco y la aparición de cataratas, pero sí que demostró asociación entre el consumo diario de alcohol (tanto moderado como severo) y la aparición de cataratas subcapsulares posteriores. Esta asociación no se encontró en bebedores ocasionales de alcohol [31,32].

Diabetes mellitus: La diabetes es un objetivo microvascular muy importante. Se observa la microangiopatía a nivel retiniano secundaria a la hiperglucemia crónica, lo que hace difícil pensar que dicha microangiopatía no afecte de manera selectiva a la cabeza del nervio óptico, así como a la nutrición de los axones y el flujo axoplásmico, e induzca una microneuropatía óptica vascular[33-35].

Hipertensión arterial (HTA): La Organización Mundial de la Salud se ha referido a la HTA como el "asesino silencioso", y es aceptada como el marcador de riesgo cardiovascular más nocivo.7 Este es un factor de riesgo aterosclerótico muy común en la población, por lo que su falta de control puede convertirse en una bola de nieve. Entre sus posibles consecuencias se encuentra la generación de glaucoma primario de ángulo abierto (GPAA). De acuerdo con la teoría vascular de la patogénesis del GPAA, una baja de presión en un paciente con presión intraocular alta puede reducir la perfusión en la cabeza del nervio óptico, y causar isquemia y daño de las células retinales. En casos de hipertensión arterial crónica el aumento de la resistencia vascular periférica en los pequeños vasos va a producir una reducción en la perfusión del nervio óptico. Además, la presión intraocular y la arterial sistémica están estrechamente relacionadas, lo que representa un vínculo adicional entre el GPAA y la HTA[36-38].

Causas de la baja visión.

El autor de la presente investigación acepta lo planteado en el libro Baja visión, de la cubana Lic. Martha Marilys González Alonso[25], donde se plantea que entre las causas que provocan la baja visión en los adultos se encuentran los traumas, cataratas, glaucoma, diferentes enfermedades de la retina, retinopatías, maculopatías degenerativas, desprendimiento de retina, atrofia óptica, retinosis pigmentaria, queratoconos, infecciones (toxoplasma, leptosporia),y todas las alteraciones sistémicas que dañan estructuras o el funcionamiento ocular.

Las principales patologías oculares que pueden causar discapacidad visual en la población son:

- Retinopatía Diabética (RD):"Es la primera causa de ceguera dentro de los procesos vasculares retinianos"[39,40].Se origina por el daño producido en los vasos retinianos a causa de la descompensación metabólica de la diabetes. La disminución de la visión se produce por la opacificación del espacio vítreo. Los elevados niveles de glucemia provocan la alteración de los vasos retinianos, haciéndolos más permeables, de esta forma dejan pasar más fluido al espacio extracelular. Y en casos más avanzados, se producen hemorragias por la aparición de vasos sanguíneos anómalos.
- Glaucoma.

  Es una neuropatía óptica isquémica (enfermedad del nervio óptico por falta de riego sanguíneo). Es una enfermedad crónica que produce alteraciones irreversibles en el campo visual. En el glaucoma lo más importante es la detección precoz[41].

La neuropatía óptica glaucomatosa, degenerativa, multifactorial, está causada por el aumento de la presión intraocular (PIO) o el insuficiente flujo sanguíneo del nervio óptico (NO), lo que origina una atrofia de este y puede llevar a la ceguera total o a una gran limitación visual, que indudablemente tiene una amplia repercusión en la vida social del paciente e influye negativamente en su calidad de vida[42,43].

El glaucoma constituye la segunda causa de ceguera en el mundo y la primera de ceguera irreversible en América Latina, y afecta a alrededor de 70 millones de personas[43-46]. En estudios recientes se publica que la cifra aproximada de glaucomatosos se elevará a 79,6 millones de personas en el año 2020, mientras que para el 2040, los adultos entre 40 y 80 años de edad afectos de glaucoma a nivel mundial estarán alrededor de los 111,8 millones[45-47].

Con la edad aumenta la probabilidad de sufrir una hipertensión ocular que puede evolucionar a glaucoma de diversas etiologías, por lo que constituye un factor de riesgo importante para su desarrollo, y ocupa el tercer lugar después de la presión intraocular elevada y los antecedentes familiares. Se plantea un incremento de 4 a 10 veces en los grupos de edad por encima de los 60 años. Este alto porcentaje pudiera estar vinculado a que muchas de las afecciones oculares pueden desencadenar secundariamente una hipertensión ocular, que evoluciona a un glaucoma secundario[48]

- Degeneración Macular Asociada a la Edad (DMAE):

  La pérdida de visión central es la nueva epidemia del siglo XXI, con un impacto dramático, único, funcional y psicosocial. Una rehabilitación adecuada requiere maximizar la independencia en actividades de la vida diaria y preservar la dignidad y la calidad de vida. La DMAE aumenta de forma espectacular y afecta funcionalmente a quienes la padecen[12].

  Existen dos formas principales del estadio de la DMAE. La más temprana cuando se produce la aparición de las drusas suaves y cambios pigmentarios en el área macular bajo esta, están presentes por mucho tiempo, y provocan el adelgazamiento de la mácula disminuyendo su funcionamiento. Esta forma se conoce como seca o atrófica. El resultado es la aparición de manchas en la visión central. Debido a la ausencia de un tratamiento que restaure las áreas atróficas, los cuidados médicos están orientados a limitar en lo posible la exposición a los factores de riesgo[39,40].

Un porcentaje menor de los pacientes con DMAE desarrollan una forma mucho más agresiva, que es la húmeda, exudativa o neovascular. Esta forma húmeda es la responsable del 90% de la pérdida de visión severa que ocurre en los pacientes con DMAE y está causada por el crecimiento de neovasos coroideos. Estos vasos anómalos pueden acabar formando una fibrosis y destrucción de la mácula, ocasionando una gran pérdida de visión en un período de tiempo mucho más corto[30,49].

Afortunadamente, esta forma neovascular, a diferencia del tipo no neovascular, es tratable. Su tratamiento consiste en la inyección intraocular de fármacos antiangiogénicos en la cavidad vítrea. Este fármaco bloquea el factor de crecimiento del endotelio vascular (VEGF), impidiendo el desarrollo de las membranas neovasculares que se producen en la DMAE humeda. En casos seleccionados o resistentes, deben intentarse otros tratamientos alternativos, como la fotocoagulación láser, la terapia fotodinámica y, en algunoscasos,lacombinación con microcirugíavitreorretinianamacular[40,49].

En Cuba más del 30 % de los pacientes atendidos en consulta de Oftalmología tienen algún grado de degeneración macular[13].

- Miopía Magna:

La miopía magna es una enfermedad crónica ocular. En ella se produce un estiramiento de las estructuras oculares debido al alargamiento excesivo del globo ocular. Las mayores complicaciones surgen sobre todo con el adelgazamiento de la retina[40].

- Cataratas.

  Es la pérdida de transparencia del cristalino. La opacidad puede deberse a la edad, estar asociada a causas congénitas, a una reacción adversa a tratamientos o medicamentos, o por un traumatismo ocular. Es importante conocer los síntomas y los riesgos de las cataratas[41].
- Retinosis Pigmentaria (RP).

  Es un grupo de enfermedades degenerativas (progresiva en el tiempo) y hereditarias que se caracterizan por una pérdida lenta y progresiva de la visión, tanto de la agudeza visual como del campo visual, que en las etapas iniciales afecta a la visión nocturna y periférica. Esta enfermedad afecta a una de cada 3000/4000 personas[41].
- Desprendimiento de retina.

  Consiste en la separación de la capa neurosensorial de la retina hacia el interior del ojo. No produce dolor, pero el paciente puede observar manchas o moscas volantes, destellos luminosos o pérdida de la visión parcial o total a modo de cortina gris[41].
- Diabetes: Esta es una enfermedad crónica en la que hay altos niveles de glucosa (azúcar) en la sangre. La diabetes puede causar la enfermedad diabética del ojo y pérdida de la visión[50].

Diagnóstico de la baja visión.

Existen técnicas y procedimientos propios de la baja visión como subespecialidad, las cuales han sido descritas por diferentes autores; en esta investigación se decidió tomar las descritas por Río Torres[51].

El paciente llega remitido por algún oftalmólogo, se realiza una correcta anamnesis, y con esto se comprueba si ha aceptado su deficiencia visual. De ser necesario se valora por el psicólogo miembro de la consulta multidisciplinaria lo cual resulta muy importante para lograr una adecuada rehabilitación visual y se confecciona la historia clínica. Se continúa con el examen oftalmológico que incluye: explorar la motilidad ocular, biomicroscopia de segmento anterior del ojo, oftalmoscopia directa e indirecta y tonometría[51].

Después se realiza el examen por un optómetra que se inicia con queratometría, retinoscopia, medida de la agudeza visual de lejos donde se usan varias pruebas: Feinbloom, Logmar y Snellen, agudeza visual para cerca con cartilla de Zeiss, campo visual con rejilla de Amsler, se explora la sensibilidad al contraste (*Vistech test*) y para la visión de colores se emplean pruebas como la Farnsworth de 28 tonalidades, y el perceptor de colores, como el PC-10 y PC-2; este último es fácil de aplicar e interpretar[51].

Otra prueba empleada con mucha frecuencia es la de Ishihara (Test de Ishihara). El objetivo general de este programa es conseguir el máximo nivel posible de integración y que esta se pueda realizar en los diferentes ámbitos: familiar, escolar, laboral y social; por tanto, es importante realizar un protocolo de examen, diagnóstico y rehabilitación visual para el discapacitado visual. Una vez concluido el entrenamiento, el paciente se evalúa cada seis meses, no solo para corroborar que su rehabilitación ha sido efectiva, sino para garantizar que las ayudas ópticas y no ópticas indicadas continúen siendo las adecuadas[51].

El autor de la presente investigación considera que en general esto coincide con lo planteado en el libro Baja visión, de la cubana Lic. Martha Marilys

Rehabilitación visual.

A pesar de los avances tecnológicos en el campo de la Oftalmología, sigue siendo la rehabilitación visual un proceder muy importante en pacientes con baja visión, pero siempre teniendo en cuenta las necesidades de cada individuo. La rehabilitación visual consiste en un conjunto de procesos encaminados a obtener el máximo aprovechamiento visual de un paciente portador de baja visión, con la utilización óptima de las ayudas prescriptas. Se realiza por un equipo multidisciplinario integrado por oftalmólogos, psicólogos, rehabilitadores y trabajadores sociales, e incluye el binomio familia-sociedad. Individualmente cada parte aporta sus experiencias y conocimientos, que se fusionan y logran una adecuada adaptación del paciente a su nueva condición física y funcional[19,52].

El principio básico de la rehabilitación es a través de sistemas de aumentos, que se definen como los medios de los cuales se vale el paciente para ampliar el tamaño de la imagen que se produce en la retina. La ampliación se determina después de haber compensado la refracción de lejos del paciente. Se describen cuatro sistemas de aumento (se decidió para este estudio utilizar el sistema de aumentos descrito por *Río Torres*)[51]:

- Ampliación del tamaño relativo: consiste en aumentar el tamaño real del objeto, de tal forma que si se duplica el tamaño del objeto la imagen retiniana aumenta el doble y, por lo tanto, la agudeza visual se duplica.
- Ampliación por disminución de la distancia relativa: consiste en que cada vez que se acerca un objeto al ojo, la imagen retiniana aumenta de tamaño. La relación es tal, que cuando se acerca un objeto a la mitad de la distancia, la imagen retiniana aumenta el doble. Si se reduce la distancia a la cuarta parte, la imagen retiniana aumenta cuatro veces y así sucesivamente. Todo

esto está dado por la mayor estimulación de células retinianas que ocasiona el acercamiento.
- *Ampliación angular*[51]*:* se produce cuando se mira a través de un telescopio construido con dos lentes: una convergente (objetivo), que es la lente por donde entran los rayos al telescopio; y divergente (ocular), que es la lente más cercana al ojo. El resultado es un sistema de ampliación angular afocal.
- Ampliación por proyección y electrónica[51]: un objeto se agranda mediante su proyección en una pantalla, como pasa con las diapositivas o con la lupa televisión

El uso de la microperimetría en la rehabilitación visual de pacientes con maculopatías se basa en la correlación anatómica y funcional que permite establecer los microperímetros y la estimulación intensiva de nuevas áreas retinales y, de esta manera, reactiva la plasticidad neuronal. Los resultados obtenidos con el MP1 se muestran sobre una retinografía a color a 45° sin necesidad de cicloplejia, con lo cual se permite la retroalimentación necesaria para evaluar el progreso del proceso rehabilitador[53].

Empleando este dispositivo se puede obtener objetivamente la localización de los escotomas, evaluar de manera gráfica y numérica la sensibilidad retinal, así como el grado de fijación de la mirada, lo que permite escoger la nueva área a estimular. Los pacientes así estimulados desarrollan nuevos *locus*retinales preferenciales (PRL, por sus siglas en inglés), los cuales se definen como aquellas áreas de la retina desfavorecidas para la lectura y que adquieren más del 20 % de los puntos de fijación[53].

El proceso de rehabilitación visual usando el MP1 se ha propuesto que se realice en diez sesiones de tratamiento, durante diez minutos cada ojo, repetidas una vez a la semana. Deben usarse cinco sesiones de reforzamiento a los tres meses. Este proceso utiliza un mecanismo de retroalimentación auditiva que le permite al paciente saber la cercanía a la posición de fijación sobre el nuevo PRL, a la vez que mejora la atención del paciente[53].

Se han reportado resultados de rehabilitación visual empleando retroalimentación auditiva de pacientes con baja visión que muestran mejoría de varios parámetros visuales: la agudeza visual, la sensibilidad al contraste, la visión de colores, el agrandamiento del campo visual a expensas de los bordes del defecto campimétrico y secundariamente a todo esto una mejoría de la velocidad de lectura. A pesar del incremento de las habilidades visuales en los pacientes rehabilitados, el objetivo principal de esta modalidad terapéutica parece ser, al momento presente, permitir el uso de ayudas ópticas mejor adaptables[53].

Ayuda óptica[12].

El autor de la presente investigación acepta lo planteado en el libro Baja visión, de la cubana Lic. Martha Marilys González Alonso[25], donde se plantea las ayudas técnicas o auxiliares de baja visión que se emplean en el proceso de rehabilitación visual se dividen en dos grandes grupos: ayudas ópticas y no ópticas.

La ayuda óptica es un sistema óptico de lentes que producen magnificación de una imagen en la retina del ojo. Generalmente estas ayudas sirven bien para visión lejana o para la cercana. Estas ayudas no restablecen la pérdida visual pero sí pueden aumentar la eficacia de la visión residual.La prescripción de las ayudas ópticas debe ser competencia del especialista para conseguir un rendimiento adecuado, su utilización correcta y el aumento de la agudeza visual esperada. Los diferentes tipos de ayudas ópticas han sido descritos también por varios autores. Se decidió para este estudio tomar la de *Río Torres*[51].

Los tipos de ayudas ópticas son:

- *Ayudas para cerca:* son para aumentar los objetos cercanos y para ver la letra impresa.

- *Ayudas para la visión intermedia:* le permiten al paciente aumentar los objetos de distancia intermedia.

- *Ayudas para el campo visual:* le permiten al paciente mejorar defectos como reducción de su campo visual y hemianopsias.

- *Ayudas para lejos:* se usan para aumentar objetos que se encuentran a una distancia de 3 metros o más. Normalmente las gafas pueden prescribirse con adiciones de hasta +3,50 dioptrías. Cualquier corrección mayor se denomina hipercorrección.

Las ayudas ópticas también se clasifican de acuerdo con el instrumento empleado:

-Ayudas para cerca.

- Ayudas para distancias intermedias.

- Instrumentos auxiliares para la utilización del campo visual: sistemas de reducción, gafas con espejos para hemianopsias y prismas de Fresnel.
- Ayudas para lejos.

Entre las ayudas ópticas se puede mencionar a telescopio, microtelescopio, microscopio, magnificadores, telemicros, lupas TV, circuitos cerrados de televisión, telescopios bióticos, prisma de Fresnel y gafas hemianópsicas[25]

Las ayudas ópticas para cerca son las que se utilizan para realizar tareas (lectoescritura, labores domésticas como coser, tejer y otros trabajos) donde la distancia no debe ser mayor de 25 cm:

Microscopios: es una lente convergente o sistemas de lentes, especialmente diseñado para minimizar las aberraciones y se emplea a una distancia menor que 25 cm. Se utiliza el principio de la ampliación por disminución de la distancia relativa y suple la insuficiencia acomodativa para distancias muy cortas. Los microscopios son ideales para la lectura, escritura y ver objetos cercanos. Poseen ventajas tales como: son más estéticos y más pequeños que los telemicroscopios, permiten que las dos manos queden libres, el campo visual es grande en relación con los telemicroscopios y las lupas del mismo poder y son cómodos para períodos de lectura largos y para la escritura si la distancia lo permite[12,25,51,54,55].

También tienen sus desventajas como son: distancia operativa muy corta que provoca fatiga fácil; la posición es muy incómoda si no se usan accesorios especiales (atriles, sillas cómodas); se necesitan movimientos de cabeza, en lugar de movimientos de los ojos; la visión binocular solo es posible hasta 3X; la profundidad de cambio por potencias altas es muy pequeña y es imposible desplazarse mientras se usan[12,51,54,55].

Lupas: consiste en una lente convexa o grupo de lentes que permiten aumentar el tamaño de los objetos al mirar a través de ellos. El objeto debe colocarse a la distancia focal del lente para obtener el aumento máximo sin necesidad de acomodación. Debe usarse con la corrección de lejos; el aumento es independiente de la separación entre el ojo y el lente y el campo visual será mayor cuanto más cerca esté del ojo. Las lupas pueden ser manuales (con potencia de 3-20 dioptrías y algunas con iluminación incorporada) y con soporte (fijas o enfocables, con luz y sin luz)[12,51,54,55].

Las ventajas con respecto a otras ayudas son: distancia de lectura relativamente normal; facilidad en la rehabilitación de pacientes con visión excéntrica; es una ayuda óptica convencional, conocida, que no rechazan los pacientes; las que tienen soporte son muy útiles para niños y ancianos con mal control motor; son prácticas en enfermedades con campo visual reducido; algunas tienen iluminación propia y complementa perfectamente a otras ayudas.

Las desventajas son: se describe un campo visual menor en relación con el microscopio de igual potencia; la velocidad de lectura es menor que con los microscopios; deben colocarse a la distancia focal para lograr el mayor aumento; se necesita mirar perpendicularmente o se producen aberraciones; con potencias mayores que 20 dioptrías el campo visual es muy pequeño; además, con las que tienen soporte y no son enfocables, hay que usar gafas para leer[12,25,51,54,55].

Ayudas electro-ópticas: se trata de aparatos de novedosa tecnología, entre los que se hallan los circuitos cerrados de televisión, lupas-televisión y sistemas de realidad virtual o software para aumentar la imagen del ordenador. Todos permiten aumentar el tamaño de la imagen por medios electrónicos. Tienen como ventajas que permiten leer a una distancia normal y el campo de lectura es mayor. Sus desventajas se relacionan con: costo elevado; necesitan un mantenimiento difícil de conseguir; requieren entrenamiento para adaptarse a leer en una pantalla, mientras las manos mueven un texto al que no se mira directamente[12,51,54,55].

- *El circuito cerrado de televisión:* es un sistema óptico que depende de la tarea que se quiera realizar; está formado por un monitor en blanco y negro o a color, con un mando que permite invertir la polaridad, controlar la iluminación, el brillo y el contraste, así como dividir la pantalla. Emplean

una cámara Vidicon o Newvicon y tiene dos mandos: uno para regular el zoom (acercamiento) que va a proporcionar los aumentos y otro para enfocar la imagen.
Lupa TV: ayuda óptica electrónica, formada por un monitor, una cámara y un sistema óptico. Tiene como características el empleo de aumentos de 3,5-35X, para la lectura y escritura, ya que es un sistema portátil.

MAX LUPE Color: ayuda óptica electrónica, portátil, conectada a un televisor, con la cual se alcanza una potencia de hasta 70X y funciona con baterías.

Las ayudas ópticas para visión intermedia permiten realizar trabajos a distancias intermedias:

Telemicroscopios: son telescopios enfocados a una distancia igual a 60 cm o inferior, a la que se pueda manipular objetos; proporcionan una distancia operativa mayor que el microscopio, pero un campo visual efectivo menor; solo sirve para una distancia determinada, que viene definida únicamente por el microscopio. Tiene sus desventajas, como son: costo elevado y necesitan mantenimiento y entrenamiento para su uso[12,51,54,55].

Las ayudas ópticas para la utilización del campo visual son las que con su implementación corrigen los defectos del campo visual, ya sea por reducción o hemianopsias; se emplean las siguientes:

Sistemas de reducción: telescopios convencionales invertidos, como el telescopio de Galileo de 2-3X, que son prácticos cuando la agudeza visual no está muy disminuida, el campo visual es pequeño y los sistemas anamórficoscomo el telescopio Galileo afocal invertido, que solo reduce el tamaño de la imagen en el meridiano horizontal y amplía el campo visual en este meridiano[51].

Gafas con espejo para hemianopsias: poseen un pequeño espejo en el puente, con inclinación hacia el lado temporal, donde son reflejados los objetos en la parte ciega y el paciente puede verlos sin girar la cabeza; tienen el inconveniente de que el espejo invierte la imagen y el entrenamiento es difícil.[16]

Prisma de Fresnel: prismas de 30 grados con base externa. Se colocan en el borde exterior del lente, de modo que no interfiera la visión en posición primaria de la mirada. Con un pequeño movimiento de los ojos, el paciente puede tener una idea de lo que hay alrededor y localizar objetos[51].

Las ayudas ópticas para lejos son sistemas que permiten enfocar desde 42 cm al infinito, útiles para ver televisión, el número del autobús, la pizarra en el colegio, por poner algunos ejemplos.

Telescopios: son ayudas ópticas basadas en la ampliación angular, que permiten aumentar el tamaño de la imagen retiniana sin acercar o agrandar el objeto. Son los únicos instrumentos que ayudan a realizar tareas de lejos. Las desventajas de los telescopios están basadas en que se produce un movimiento exagerado de los objetos al mirar a través de ellos; provocan un cambio en la apreciación espacial de los objetos y limitan el campo visual[12,25,51,54,55].

Adherencia terapeútica.

La adherencia terapéutica se considera el concepto más adecuado, dentro de los propuestos hasta el momento, para describir la respuesta positiva del paciente a la prescripción realizada por el facultativo, dado el sentido psicológico que esta entraña.

Se define como "una conducta compleja que consta de una combinación de aspectos propiamente comportamentales, unidos a otros relacionales y volitivos que conducen a la participación y comprensión del tratamiento por parte del paciente y del plan para su cumplimiento, de manera conjunta con el profesional de la salud, y la consiguiente respuesta modulada por una búsqueda activa y consciente de recursos para lograr el resultado esperado" [56].

Este fenómeno está condicionado por múltiples factores de diversa naturaleza. Entre ellos se mencionan los relacionados con el paciente, con el profesional, con el sistema sanitario, con la enfermedad y con los propios fármacos. Por tal razón, coincidimos con la MCs Ana Julia García Milian[57] y también considera oportuno identificar los mismos en aras de lograr un mayor cumplimiento de la terapéutica.

En el libro Baja visión, de la cubana Lic. Martha Marilys González Alonso[25], se plantea que, en los pacientes con baja visión es importante tener en cuenta una información acerca del estado de la funcionalidad de su visión y, conjuntamente con el oftalmólogo, evaluar el estado de su enfermedad para poder realizar una selección de acuerdo con su agudeza visual (AV) y la causa que la provoca y, si es posible, iniciar o no un proceso de rehabilitación. La rehabilitación visual es el conjunto de procedimientos encaminados a obtener el máximo de aprovechamiento posible del resto visual que posee una persona con baja visión. Existe un programa de entrenamiento que enseña cómo deben ser empleadas las diferentes ayudas ópticas. Cada paciente lleva un tratamiento personalizado, pues cada cual tiene sus características visuales, necesidades personales y limitantes específicas. Este programa es la base para que el uso posterior de la visión residual con ayudas ópticas se produzca satisfactoriamente y el paciente no abandone su utilización ante cualquier dificultad, lo cual ocurre en ocasiones, sobre todo cuando el entrenamiento no tiene una función en el tratamiento rehabilitador y solo se prioriza la prescripción inicial, es por ello que se hace imprescindible un buen entrenamiento para que él conozca qué puede hacer con la ayuda óptica indicada.

Depende mucho del personal calificado en el entrenamiento al paciente con baja visión un buen resultado de la adaptación a su indicación óptica especial.

Factores que influyen en el entrenamiento:

– Causa y grado de la deficiencia.

– Edad en que se manifiesta.

– Inteligencia.

– Experiencia visual.

– Motivación.

– Conciencia del resto visual.

– Habilidades visuales, con o sin ayudas ópticas.

– Adaptación a las nuevas condiciones.

– Utilización óptica de los instrumentos prescritos

La importancia del problema del incumplimiento de los tratamientos se hace indiscutible si se analizan las repercusiones que este tiene desde el punto de vista clínico, médico, económico y psicosocial y se demuestra que afecta cuestiones que tienen que ver con la calidad de la atención, con la relación médico-paciente, con el uso racional de los recursos y los servicios de salud, entre otros. De ahí que se convierta en un asunto importante para la salud pública contemporánea, más si se tiene en cuenta que es un problema mundial, que se presenta en todos los países con independencia de su nivel de desarrollo y de alarmante magnitud, sobre todo en las regiones más pobres [58].

Un avance significativo lo constituye el reconocimiento de la envergadura de este problema por parte de organismos internacionales en la iniciativa mundial lanzada en 2001 por el grupo de Enfermedades No Transmisibles y Salud Mental de la OMS, con el trabajo realizado en el marco de un proyecto sobre adherencia terapéutica a largo plazo, el que generó un informe técnico divulgado entre 2003 y 2004. Este documento está dirigido a los formuladores de políticas y directivos de los sistemas de salud, cuyas decisiones deben repercutir en las estrategias nacionales y locales que mejoren los resultados de salud y la eficiencia económica del sector, además de servir de referencia a científicos, investigadores y personal de salud en su labor cotidiana [59]

Diseño Metodológico.

Se realizó un estudio descriptivo transversal en adultos con baja visión pertenecientes al Consultorio 2, Policlínico de Manacas del municipio de Santo Domingo, en el período comprendido entre enero 2018 y diciembre a 2018.

La población de estudio estuvo conformada por 56 adultos con baja visión, de la cual se seleccionó una muestra no probabilística, por muestreo intencional de 51 casos según los siguientes criterios:

Criterios de inclusión:

- Pacientes que acepten participar en el estudio, previo consentimiento informado (Anexo 1).
- Pacientes que permanezcan en el área de residencia.
- Pacientes que nunca hayan sido seleccionados en un estudio de baja visión.

Criterios de Exclusión:

- Pacientes con enfermedades mentales o tratamiento psiquiátrico.

Criterios de Salida:

- Pacientes que abandonen el estudio.
- Pacientes que fallezcan durante el estudio.

Métodos empíricos y técnicas utilizadas:

Se realizó revisión documental, tanto de historias clínicas individuales como de historia de salud familiar, auxiliada de una guía de revisión elaborada por el autor y tutora de la investigación, para constatar los pacientes que se encuentran diagnosticados con baja visión, las causas, la ayuda óptica requerida y la adherencia terapéutica a la rehabilitación visual la cual incluirá información relacionada con:

1. Datos personales.
2. Dispensarización. (Anexo 2)

Se realizó un análisis individual con una encuesta (Anexo 3) para describir las características de los pacientes con baja visión, así como para identificar cuáles de los factores de riesgos son más frecuentes en el CMF 2.

Métodos estadísticos:

El procesamiento de la información se realizó a través del método micro computarizado, auxiliados de una computadora Pentium IV.

Se creó una base de datos utilizando el sistema SPSS para Windows, versión 20.0, donde se calculó el porcentaje como medida resumen.

Los resultados fueron reflejados en forma de tabla con frecuencias observadas y porcentajes, algunos representados gráficamente. Se confeccionaron algunas tablas estadísticas de 2 x 2 y de doble entrada.

Se empleó la prueba no paramétrica de Chi cuadrado de independencia para determinar la asociación entre variables, mostrándose como resultado de la misma el valor de su estadígrafo (X^2), así como el de la significación asociada al mismo. De acuerdo al valor de p se clasificó la diferencia en:

- Muy significativa: Si $p < 0.01$.
- Significativa: Si $p >= 0.01$ y $p < 0.05$.
- No significativa: Si $p >= 0.05$.

Operacionalización de las variables:

Para dar salida a los objetivos se estudiaron las siguientes variables:

1. Edad:

Variable Cuantitativa discreta: Se consideró la edad que tenía el paciente en el momento del estudio. Esta variable se registró de acuerdo a la siguiente escala:

- 20 - 39 años
- 40 - 59 años.
- 60 o más años.

2. Sexo:

Variable cualitativa nominal dicotómica: Según sexo biológico de pertenencia. Esta variable se registró de acuerdo a la siguiente escala:

- **MASCULINO**
- **FEMENINO**

3. NIVEL SOCIO ECONÓMICO:

Variable cualitativa nominal dicotómica: Se refiere a las necesidades básicas (malas condiciones de viviendas, viviendas con hacinamiento, elevada carga económica para el que trabaja en la familia. (Más de 3 personas que dependen del ocupado). Esta variable se registró de acuerdo a la siguiente escala:

- No aceptable: Aquellos con necesidades básicas insatisfechas
- Aceptable: Aquellos con necesidades básicas satisfechas

4. COLOR DE LA PIEL:

Variable cualitativa nominal dicotómica: Se refiere a las características fenotípicas de la piel observadas en el paciente. Esta variable se registró de acuerdo a la siguiente escala:

- Blanco
- No blanco.

5. Clasificación:

Variable cualitativa ordinal: Se refiere a la clasificación de la baja visión que tenga el paciente en el momento del estudio. Esta variable se registró de acuerdo a la siguiente escala:

- Moderada: 20/70-20/160.
- Severa: 20/200-20/400.
- Profunda: 20/5 000-20/1 000

6. DIABETES MELLITUS:

Variable cualitativa nominal dicotómica: Se refiere a los pacientes que sean diabéticos. Esta variable se registró de acuerdo a la siguiente escala:

- No
- Si

7. HIPERTENSIÓN ARTERIAL[60]:

Variable cualitativa nominal dicotómica: Se refiere al aumento de la tensión arterial de más 140/90mmhg en más de tres tomas consecutivas o una toma de más de 160/100mmhg. Esta variable se registró de acuerdo a la siguiente escala:

- Normal: sistólica de <120mmHg y diastólica de <80 mmHg
- Hipertensión: sistólica de ≥120 mmHg, diastólica de ≥80mmHg.

Será el resultado de dos lecturas separadas por 2 minutos como mínimo, al menos 2 tomas, después de 5 min de reposo, 30 minutos después de haber ingerido algún alimento, café o haber fumado, y con el individuo sentado. Si la diferencia de las mismas difiere en 5 mmHg o más, debe efectuarse una tercera lectura y promediar las mismas. Verificar en el brazo contralateral y tomar en cuenta la lectura más elevada, en ambos sexos. Se clasifica según Organización Mundial de la Salud (OMS) y el 7mo Reporte de la JointNationalCommittee (JNC VII).

8. TABAQUISMO[61]:

Variable cualitativa nominal dicotómica: Se refiere al estilo de vida donde el individuo consume tabaco. Esta variable se registró de acuerdo a la siguiente escala:

- Si: Se considerará si, todas los pacientes que nos refirieron que fumaban en el momento de la realización del trabajo o los que habían abandonado el hábito en un período menor de un año, así como todos aquellos que conviven con familiares que fuman, y son considerados como fumadores pasivos

- No:Se considerará no, a los que no fuman o habían abandonado el hábito hacía más de un año

9. CONSUMO DE BEBIDAS ALCOHÓLICAS[62]:

Variable cualitativa ordinal: Se refiere al hábito de consumo de alcohol que tenga el paciente en el momento del estudio. Esta variable se registró de acuerdo a la siguiente escala:

- Abstemio:Persona que nunca toma alcohol, o que sólo lo hace de vez en cuando, en circunstancias especiales, pero sin llegar a la ebriedad. Consumeuna o dos veces alaño, y en cada ocasión bebe una copa.
- Bebedor moderado o social: Persona que bebe hasta tres copas por ocasión y siempre en situaciones sociales, sin llegar a la embriaguez; no tiene problemas por su forma de beber. Su objetivo es la convivencia y la sociabilización; si no hay alcohol, puede disfrutar igualmente. No bebe en situaciones de riesgo, como es antes de conducir vehículos.
- Bebedor excesivo o problema: Bebedor excesivo o problema: Persona que cuando bebe, consume una cantidad de alcohol que con frecuencia llega a la embriaguez y que le ocasiona problemas, individuales, familiares, escolares, laborales o sociales. Presenta

tolerancia al alcohol, por lo que consume más cantidades por ocasión, pero aún no ha desarrollado los signos de la dependencia o adicción. Fácilmente se involucra u ocasiona accidentes, riñas yactos de violencia.

- Alcohólico: Persona que experimenta incapacidad para abstenerse del alcohol y para controlar cuándo y cuánto beber. Se presenta el síndrome de supresión, que indica dependencia física.

10. CAUSAS DE LA BAJA VISIÓN:

Variable Cualitativa nominal: Se refiere al tiempo comprendido entre el diagnóstico de diabetes mellitus y la aparición de la nefropatía diabética.Esta variable se registró de acuerdo a la siguiente escala:

- Renitopatía diabética.
- Miopía magna.
- Degeneración macular adquirida por la edad.
- Enfermedades corneales.
- Traumatismo ocular.
- Retinosis pigmentaria.
- Tracoma.
- Uveitis.
- Albinismo.
- Glaucoma.

11. AYUDA ÓPTICA:

Variable cualitativa: Se obtuvo según la ayuda óptica que necesite el paciente.Esta variable se registró de acuerdo a la siguiente escala:

- Microscopio.
- Lupa.
- Telescopio.

- Ninguna.

12. ADHERENCIA TERAPÉUTICA:

Variable cualitativa nominal dicotómica: se refiere a que el paciente no abandone el tratamiento, cambia o modifica dosis y horarios, y/o asiste a los controles programados por su médico de familia y a la consulta multidisciplinaria. Esta variable se registró de acuerdo a la siguiente escala:

a) Adherido.
b) No adherido.

CONSIDERACIONES ÉTICAS DEL ESTUDIO

A cada paciente participante en el estudio se le explicará que se revisarán documentos personales tales como Historias Clínicas Individuales y las Historias de Salud Familiar, la participación de cada uno de ellos será basada en los principios de la autonomía, beneficencia y no maleficencia. Se le informará de cada paso relacionado con sus aspectos éticos(anexo1). Su incorporación a la investigación será voluntaria y tendrán el derecho de abandonar el proceso si esta es su decisión. Las relaciones médico-pacientes estarán basadas en un trato respetuoso. La disposición a participar será plasmada en un documento de consentimiento informado previamente firmado por el paciente y el autor. Se evitará cualquier difusión de información personal de alguno de los participantes en el estudio, basados en el secreto profesional. Toda información obtenida será utilizada solamente con fines científicos.

Resultados.

En este estudio se realizó la caracterización del comportamiento de la baja visión, en los adultos del CMF 2, en el Policlínico Universitario Manacas durante el periodo de enero 2018 a diciembre 2018.

Con relación a la edad y el sexo estuvo reflejado en la Tabla 1, donde pudimos observar que existió una ligera mayoría del grupo de adultos cuyas edades están entre 60 o más años con 25 casos que representan el 49 por ciento, seguido del grupo entre 40 y 59 años con 21 casos que representaban el 41,2 por ciento. En este estudio existe un predominio del sexo femenino con 26 casos que representaban el 51 por ciento. Al valorar la relación entre ambas, no se obtuvieron valores estadísticos significativos, con un valor de $p > 0.05$, lo que muestra que no existe asociación entre la edad y el sexo de los pacientes.

En cuanto a la tabla 2 se muestra a los adultos con baja visión según nivel socioeconómico y sexo, donde existió predominio de los que poseían un nivel socioeconómico no aceptable con 27 casos que representaban un 52,9 por ciento. Al valorar la relación entre ambas, no se obtuvieron valores estadísticos significativos con un valor de $p > 0.05$, lo que muestra que no existe asociación entre el nivel socioeconómico y el sexo de los pacientes.

Con respecto a la tabla 3 se muestra a los adultos con baja visión según color de la piel y sexo, donde existió predominio de los que poseían color de la piel blanco con 33 casos que representaban un 64,7 por ciento. Es de destacar los que eran del sexo femenino y de color de la piel blanco con 19 casos que representaban el 37,3 por ciento. Al valorar la relación entre ambas, no se obtuvieron valores estadísticos significativos con un valor de $p > 0.05$, lo que muestra que no existe asociación entre el nivel socioeconómico y el sexo de los pacientes.

Como nos ilustra la tabla 4 se muestra a los adultos con baja visión según clasificación y sexo, donde existió predominio de los que su baja visión se clasificó como moderada con 28 casos que representaban un 54,9 por ciento, seguido de severa con 16 casos que representaban el 31,5 por ciento. Es de destacar los que eran femeninos y con moderada baja visión con 16 casos que representaban el 31,4 por ciento. Al valorar la relación entre ambas, no se obtuvieron valores estadísticos significativos con un valor de $p > 0.05$, lo que muestra que no existe asociación entre la clasificación de la baja visión y el sexo de los pacientes.

Con relación a la tabla 5 se muestra a los adultos con baja visión según otros factores de riesgo, donde existió predominio de los que no poseían diabetes mellitus con 30 casos que representaban un 58,8 por ciento, su hipertensión arterial era normal con 28 casos que representaban el 54,9 por ciento, no consumían tabaco con 39 casos que representaban el 76,5 por ciento y eran bebedores moderados con 45 casos que representaban el 88,2 por ciento.

Con respecto a la tabla 6 se muestra a los adultos con baja visión según causas de la baja visión, donde existió predominio de los que poseían glaucoma con 10 casos que representaban un 19,6 por ciento, seguido de albinismo con 9 casos que representaban el 17,6 por ciento y de renitopatía diabética con7 casos que representaban el 13,7 por ciento..

Como nos ilustra la tabla 7 se muestra a los adultos con baja visión según ayuda óptica y sexo, donde existió predominio de los que como ayuda óptica usaban lupa con 33 casos que representaban un 64,7 por ciento. Es de destacar, tanto en el sexo femenino y el masculino los que usaban lupa con 17 casos que representaban el 33,3 por ciento respectivamente. Al valorar la relación entre ambas, no se obtuvieron valores estadísticos significativos con un valor de $p > 0.05$, lo que muestra que no existe asociación entre la ayuda óptica y el sexo de los pacientes.

Con relación a la tabla 8 se muestra a los adultos con baja visión según adherencia terapéutica y sexo, donde existió predominio de los que no estaban adheridos con 37 casos que representaban un 72,5 por ciento. Es de destacar los que eran del sexo masculino y no estaban adheridos con 19 casos que representaban el 37,3 por ciento. Al valorar la relación entre ambas, no se obtuvieron valores estadísticos significativos con un valor de $p > 0.05$, lo que muestra que no existe asociación entre la adherencia terapéutica y el sexo de los pacientes.

Discusión de los Resultados.

Con respecto a los resultados obtenidos sobre la edad y el sexo se puede observar que para el análisis dividimos la muestra en tres grupos etarios (20 - 39, 40–59 y 60 y más) según corresponda a distintas etapas por los cambios que tienen lugar en cada etapa desde el punto de vista biológico.

Los resultados a nivel internacional no coinciden con un estudio realizado por Rodríguez Camacho en Colombia[16] en el año 2017, donde la edad promedio es de 48.25 ±14,28 y predomina el sexo masculino para el 60 %. No coinciden con un estudio realizado por Navarrete Vargas en Ecuador[63] en el año 2016, donde predominan los adultos mayores con 278 casos que representan el 59,3 por ciento, si concuerdan en que predomina el sexo femenino con 53 casos que representan el 52 %.

En el contexto nacional no coinciden con un estudio realizado por Albóniga Morales en Pinar del Río[64] en el año 2008, donde existió un predominio de los pacientes cuya edad estaba entre 45 a 59 años con 30 casos que representa el 25,4 por ciento y del sexo masculino con 65 casos que representa el 57,6 por ciento. El autor de la presente investigación considera que no coincide ya que la neuropatía óptica epidémica (NOE), fue la causa más frecuente de atrofia óptica, y que afectó más a la población masculina, además estos están más propensos a los traumas craneoencefálicos que las mujeres

La enfermedad ocular y el envejecimiento de la población guardan una estrecha relación predominante para la baja visión. Sin embargo, la financiación de la salud y la atención oportuna son el reto del proceso de rehabilitación [65].

La OMS reporta desde el año 2011[66] una mayor tendencia en las cifras de discapacidad hacia el género femenino. Varios estudios descriptivos en discapacidad visual han reportado una mayor prevalencia en mujeres[67,68], y dicha disparidad se acentúa en países de altos ingresos cuando se trata de discapacidad visual tipo ceguera[3]. Stevens, et al. [69] reportan que el 60% de las personas invidentes y el 57% de las personas con baja visión son mujeres; aunque los datos aún son limitados para explicar dicha tendencia, se relaciona en parte con la mayor esperanza de vida de las mujeres[70]

El autor de la presente investigación, opina que a medida que transcurre la edad se incrementa, además en todos los estudios valorados predominan las femeninas por encima del sector masculino, por lo que es importante identificar las condicionantes de riesgo presentes en las féminas, que las hace más vulnerable a esta enfermedad y así como la prevención de posibles complicaciones asociadas con la HTA desde la Atención Primaria de Salud.

En cuanto a los resultados sobre el nivel socioeconómico y el sexo, y a nivel internacional coinciden con un estudio realizado por Rodríguez Camacho en Colombia [16] en el año 2017, donde predomino el estrato socioeconómico 2 para el 60 %, seguido del estrato socioeconómico 3 para el 30 %,

En el estudio de Bae y sus colaboradores[71], se estableció la asociación de la prevalencia de catarata con el estatus socioeconómico, medido en términos de vecindarios de bajo nivel y nivel educativo alcanzado. Esto se observa, según los investigadores debido a que las personas de estatus bajo, tienen mayor dificultad de acceder a los servicios médicos y obtener información sobre a prevención de los riegos de salud, resultando en una disminución en las tasas de cirugías de catarata realizadas y un aumento en la prevalencia de la enfermedad.

La Baja Visión tendrá consecuencias en la calidad de vida de quien la padece[72]:

• Sociales: contacto social y relaciones interpersonales, psicológicas y emocionales.

•Cognitivas: estado emocional y bienestar, depresión.

•Funcionales: autocuidado, movilidad, nivel de actividad, actividades de la vida diaria, pérdida de independencia, mayor riesgo de caídas.

•Económicas: costos financieros directos e indirectos.

Como lo describe la Organización Mundial de la Salu[8] en el 2014, es alarmante que aproximadamente el 90% de la carga mundial de discapacidad visual se concentra en países de bajos ingresos y el 82% de las personas que poseen ceguera sean mayores de 50 años. Sin embargo, el 80% del total de casos de discapacidad visual son evitables o reversibles.

El autor de la presente investigación opina que en Cuba la situación es distinta, donde los servicios de salud son gratuitos, en la población cada vez existen más adultos mayores y la esperanza de vida es comparable con las de países desarrollados.

Al considerar los resultados sobre el color de la piel y el sexo y a nivel internacional, se afirma que el color de la piel podría ser un factor importante en la incidencia de ciertas patologías oculares. Así lo plantearon recientemente dos estudios científicos[73], los cuales, en forma independiente, examinaron la prevalencia de enfermedades visuales en la población blanca y negra.La investigación sugirió que las personas de color negro tendrían más probabilidades de desarrollar cataratas que las de color blanco. Dicha conclusión la dieron a conocer expertos del Barbados del Eye Studies Group en la revista científica "Ophthalmology". Los autores de este estudio siguieron durante nueve años a unas 3 mil personas. adultas de Barbados. Sin embargo, las conclusiones más significativas se obtuvieron después de ajustar los datos en cuanto a edad y sexo. En este caso, el riesgo de desarrollar cataratas resultó de 80 % mayor en negros que en blancos. En todo ese período de tiempo, la extracción de cataratas fue significativamente mayor en personas de raza negra, grupo en el que alcanzó a un 46 %, mientras que en pacientes de raza blanca sólo llegó a un 34,6 %.

En el contexto nacional coinciden con un estudio realizado por Rodríguez Masó en Holguín [17] en el año 2014, donde existe un predominio de los adultos mayores cuyo color de la piel es blanca con 408 casos que representan el 65 por ciento.

Coinciden con un estudio realizado por Quintero Busutil en La Habana[74]en el año 2014, donde existe un predominio de los adultos mayores cuyo color de la piel es blanca con 21 casos que representan el 72,4 por ciento.

Predominaron los pacientes de piel blanca, dato este que coincide con todas las series[75,76] consultadas en la bibliografía.

El autor de la presente investigación considera que no ha coincidido con estas investigaciones, debido a que se trata de países con condiciones socioeconómicas distintas a nuestro país, donde cada ciudadano tiene posibilidades de poseer trabajo y al final se jubila.

Por otra parte, los resultados sobre la clasificación de la baja visión y el sexo y a nivel internacional, coinciden con un estudio realizado por

Navarrete Vargas en Ecuador[63] en el año 2016, donde predominan los pacientes con una clasificación de la baja visión como moderada con 364 casos que representan el 42,5 por ciento, seguido de los clasificados como severa con 359 casos que representan el 41,9 %.

Coinciden con un estudio realizado por Arias Uribe en Colombia[77] en el año 2018, donde predominan los pacientes con una clasificación de la baja visión como moderada con 42 casos que representan el 44,0 por ciento, seguido de los clasificados como severa con 17 casos que representan el 18 %.

En el contexto nacional, coinciden con un estudio realizado por Quintero Busutil en La Habana[74] en el año 2014, donde existe un predominio de los adultos mayores que la clasificación de la baja visión fue de moderada con 2 casos que representan el 68,9 por ciento. Coinciden con un estudio realizado por Albóniga Morales en Pinar del Río[64] en el año 2008, donde existe un predominio de los adultos que la clasificación de la baja visión fue de débil visual ligero con 62 casos que representan el 52,4 por ciento. El autor de la presente investigación destaca que si concuerda ya que la clasificación de débil visual ligero que consideraron en el estudio, corresponde a una discapacidad visual moderada con agudeza visual comprendida desde 0,3 (6/18) hasta 0,1 (6/60).

El autor de la presente investigación considera que no ha coincidido con estas investigaciones, debido a que se trata de países con condiciones socioeconómicas distintas a nuestro país, donde cada ciudadano tiene posibilidades de poseer trabajo y al final se jubila.

Con respecto a los resultados sobre otros factores de riesgo y a nivel internacional coinciden con un estudio realizado por Munera Sebastián Rojas en Colombia[78] en el año 2016 donde existió un predominio de los adultos con hipertensión arterial con 28 casos para el 31,8 por ciento y seguido de enfermedad diabética con 12 casos para el 13,6 por ciento.

En el contexto nacional, no coinciden con un estudio realizado por Quintero Busutil en La Habana[74] en el año 2014, donde existe un predominio de los adultos mayores que como factor de riesgo poseen tabaquismo con 24 casos que representan el 82,7por ciento, seguido de deficiencias dietéticas con 15 casos que representan el 51,7 por ciento.

En pacientes mayores de 50 años, la principal causa de neuropatía óptica es la neuropatía óptica isquémica. Se caracteriza por la pérdida monocular, aguda y no dolorosa de la agudeza visual. En el 90% de los casos es de tipo no arterítica y se relaciona con enfermedades sistémicas como hipertensión arterial y diabetes20, lo cual denota la carga de las enfermedades crónicas no transmisibles en la etiología de la discapacidad visual de origen neurooftalmológico [79].

El autor de esta investigación destaca que no coincidió ya que el estudio se realizó en un país en que las condiciones socioeconómicas son muy diferentes para sus ciudadanos.

Al considerar los resultados sobre las causas de la baja visión y a nivel internacional no coinciden con un estudio realizado por Navarrete Vargas en Ecuador[63] en el año 2016, donde predomina la degeneración macular relacionada con la edad (DMRE) con 155 casos que representan el 18,1 por ciento, seguido de atrofia de nervio óptico con 79 casos que representan el 9,2 % y de glaucoma con 64 casos que representan el 7,5 %.No coinciden con un estudio realizado por Arias Uribe en Colombia[77] en el año 2018, donde predomina la miopía patológica con 15 casos que representan el 16,0 por ciento, seguido de neuropatía óptica con 10 casos que representan el 10,0 % y de glaucoma con 9 casos que representan el 9,0 %.

En el contexto nacional no coinciden con un estudio realizado por Albóniga Morales en Pinar del Río[64] en el año 2008, donde predomina la atrofia óptica para el 28,8 por ciento, seguido de traumas oculares para el 14,4 por ciento.

El autor de la presente investigación opina que, en este estudio, el glaucoma constituyó el antecedente patológico ocular más frecuente, dato que concuerda con múltiples estadísticas[48,80]. Se estima que es la segunda causa de ceguera en el mundo y la primera de ceguera irreversible en América Latina, y afecta a alrededor de 70 millones de personas. En estudio reciente se publicó que para el año 2020 la cifra alcanzará aproximadamente 79,6 millones de personas. La retinopatía diabética proliferativa ocupó el segundo lugar en frecuencia luego del glaucoma, lo cual coincide con el gran número de pacientes diabéticos encontrados en este trabajo[81].

En cuanto a los resultados sobre la ayuda óptica y el sexo y a nivel internacional no coinciden con un estudio realizado por Arias Uribe en Colombia[77] en el año 2018, donde predominan los pacientes que como dispositivo óptico usan la lupa con 32 casos que representan el 33,0 por ciento.

En el contexto nacional, no coinciden con un estudio realizado por Quintero Busutil en La Habana[74] en el año 2014, donde existe un predominio de los adultos mayores que como ayuda óptica usan microscopios con 24 casos que representan el 82,7 por ciento. No coinciden con un estudio realizado por Rodríguez Masó en Holguín[17] en el año 2014, donde existe un predominio de los adultos mayores que como ayuda óptica usan microscopios con 349 casos que representan el 55,6por ciento, seguido de lupa con 128 casos que representan el 20,4por ciento.

Por otra parte, los resultados sobre la adherencia terapéutica y a nivel internacional se plantea que debemos tener en cuenta que la rehabilitación multidisciplinar no está reservada tan sólo a pacientes que tienen pérdida de visión profunday, del mismo modo tampoco todos los pacientes requierende todos los serviciosdisponibles. La rehabilitación es también de suma importanciapara aquellos que presenta pérdidasmásmodestas, ayudándolos a abordar losdiversos aspectos funcionales que se ven dificultados a la hora de realizar las actividades de la vida diaria. Esto es particularmente notable en las personas que enfrentan una pérdida progresiva de la visión, ya que desde el inicio se les va preparando para afrontar las diferentes situacionese inconvenientes que se presentan en su camino[82,83].

En el contexto nacional coinciden con un estudio realizado por Rodríguez Masó en Holguín[17] en el año 2014, donde existe un predominio de los adultos mayores que tuvieron una evaluación satisfactoria en la rehabilitación visual con 390 casos que representan el 74,7 por ciento.

Se han reportado resultados de rehabilitación visual empleando retroalimentación auditiva de pacientes con baja visión que muestran mejoría de varios parámetros visuales: la agudeza visual, la sensibilidad al contraste, la visión de colores, el agrandamiento del campo visual a expensas de los bordes del defecto campimétrico y secundariamente a todo esto una mejoría de la velocidad de lectura. A pesar del incremento de las habilidades visuales en los pacientes rehabilitados, el objetivo principal de esta modalidad terapéutica parece ser, al momento presente, permitir el uso de ayudas ópticas mejor adaptables[53].

Los resultados obtenidos fueron similares a los encontrados por otros investigadores[17,84]. Se analizó la interrelación de las variables estudiadas con la evaluación en la rehabilitación. Se demostró que existe mayor relación entre el sexo femenino y una evaluación satisfactoria en la rehabilitación. La mujer, por el roll que cumple en la sociedad, presenta mayor motivación para realizar tareas, prioriza las necesidades de la familia, la cual depende muchas veces de ella, y muestra un mayor interés y empeño por lograr una rehabilitación exitosa[85,86].

Sin embargo, no existe consenso respecto a los componentes de la conducta de cumplimiento o adhesión, ni en las condiciones que la explican. El autor considera adecuado, por las razones antes mencionadas, analizar el cumplimiento de la rehabilitación visual como una conducta compleja, que se desarrolla en la interacción del enfermo y los agentes de salud y donde los eslabones de la cadena del tratamiento pueden actuar para mejorar el mismo. En tal sentido la industria debe producir ayudas ópticas atractivas, pensando en el consumidor, que cumplan los atributos de calidad y una vez diagnosticado, el médico la prescriba teniendo en cuenta las recomendaciones de la terapéutica razonada de manera que se seleccione del arsenal terapéutico el más eficaz, seguro, conveniente y menos costoso. Por su parte el rehabilitador se encargará, mediante el proceder de ratificarle al paciente la seguridad del tratamiento, sus interacciones y conducta a seguir ante cualquier evento que surja con su empleo.

Conclusiones:

En nuestro grupo de estudio se constató un mayor número de pacientes con baja visión con edades entre 60 y más años, del sexo femenino, con nivel socioeconómico no aceptable y color de la piel blanca. Con respecto a la clasificación de la baja visión, existió un predominio de los que se les clasificó como moderada y dentro de los factores de riesgo los que no poseían diabetes mellitus, la hipertensión arterial es normal, no consumen tabaco y son bebedores moderados. Entre las causas de la baja se constató un mayor número de pacientes con glaucoma, seguido de albinismo y retinopatía diabética, como ayuda óptica usaban la lupa. Se apreció un mayor número, que mostraron el no cumplimiento de la adherencia terapéutica.

RECOMENDACIONES.

1.- Dar a conocer los resultados de este trabajo al personal de la salud en los distintos niveles de atención, con fines estrictamente científicos, garantizando el cumplimiento del programa de prevención, promoción, educación para la salud, diagnóstico temprano, tratamiento oportuno y rehabilitación de los adultos con Baja visión en las distintas instancias.

2. Realizar estudios de intervención en los familiares de los adultos con factores de riesgo que propicien la aparición de la baja visión.

Referencias Bibliográficas

1. Edad y visión. Guía de prevención de la salud ocular en la madurez. Fundación IMO. España. 2018. Disponible en: https://miopiamagna.org/wp-content/uploads/2018/09/GUIA_SENIOR_CAST_web-4.pdf
2. OMS. Ceguera y discapacidad visual. Nota Descriptiva No. 282. Ginebra: OMS; 2014 [citado 13 de enero de 2018]. Disponible en: https://www.who.int/mediacentre/factsheets/fs282/es/
3. Pascolini, Donatella, and Silvio Paolo Mariotti. "Global estimates of visual impairment: 2010." *British Journal of Ophthalmology* 96.5 (2012): 614-618. Disponible en:http://bjo.bmj.com/content/96/5/614.short
4. Resa Ortiz, Maria. *Introducción de conceptos de óptica y optometría en Wikipedia: baja visión*. BS thesis. Universitat Politècnica de Catalunya, 2015. Disponible en: https://upcommons.upc.edu/handle/2117/89698
5. Ondategui-Parra S. Informe sobre ceguera en España. Madrid: Fundación retinaplus.org + Young; 2007 [citado 3 de marzo de 2017]. Disponible en: http://www.colmeza.com/images/pdf/informeceguera.pdf
6. Rodríguez, Maritza Miqueli, Silvia M. López Hernández, and Susana Rodríguez. "Actualización en baja visión y envejecimiento de la población." 2016. Disponible en: http://files.sld.cu/bajavision/files/2016/10/Actualizaci%C3%B3n-en-baja-visi%C3%B3n-y-envejecimiento-de-la-poblaci%C3%B3n.pdf
7. GÓMEZ-ULLA, F "Las cifras de Baja Visión en España". 2012. Disponible en:

http://webmati.es/index.php?option=com_content&view=article&id=166:las-cifras-de-baja-vision-en-espana&catid=66:investigacion&Itemid=114. (coor.). 2012. Fundación Retinaplus+ y Ernst & Young (pág.36

8. Organización Mundial de la Salud. Ceguera y discapacidad visual. Nota descriptiva No. 282. 2014 [citado 10 de enero de 2018). Disponible en: http://www.who.int/mediacentre/factsheets/fs282/es/
9. Wilkipedia, la enciclopedia libre. Baja visión. 2015 [citado 10 de enero de 2018). Disponible en:

   https://es.wikipedia.org/w/index.php?title=Baja_visión&oldid=85301894
10. Cardona Saldarriaga, Felipe, and Roberto García Hernández. "Movilidad urbana de personas con baja visión: Caso de estudio ciudad de Medellín." (2015). Disponible en: http://repository.upb.edu.co:8080/handle/20.500.11912/3407
11. Clare G. Comprendamos qué es la baja visión. Sal Ocul Comunit. 2012;5(12):50-1. Disponible en: http://scholar.google.com.cu
12. Díaz Guzmán, Esther Caridad, et al. "Sustentos teóricos acerca de los problemas clínicos de la baja visión y la rehabilitación visual." *Revista Cubana de Oftalmología* 30.2 (2017): 1-15. Disponible en: http://revoftalmologia.sld.cu/index.php/oftalmologia/article/view/532
13. Díaz, Yohany Díaz, et al. "Rehabilitación visual en pacientes con degeneración macular asociada con la edad en el adulto mayor de la consulta provincial de baja visión de Ciego de Ávila. Visual rehabilitation in patients with macular degeneration associated with the age in elderly." *Mediciego* 18.3 (2012). Disponible en: http://bvs.sld.cu/revistas/mciego/vol18_02_12/articulos/t-7.html
14. Hau VS, London N, Dalton M. The Treatment Paradigm for the

Implantable Miniature Telescope. Ophthalmol Ther. 2016 [citado 15 de marzo de 2017]. Disponible en: http://link.springer.com/article/10.1007/s40123-016-0047-5

15. Markowitz SN, Reyes SV. Microperimetry and clinical practice: an evidence-based review. Can J Ophthalmol. 2013 [citado 12 de febrero de 2018];48(5):350-7. Disponible en: http://www.sciencedirect.com/science/article/pii/S0008418212001202
16. Rodríguez Camacho, Lizeth Tatiana, and Lady Valentina Grisales García. "Comparación de calidad de vida con el cuestionario VFQ25 en pacientes de baja visión antes y después de la rehabilitación en el CRAC sede Bogotá durante el 2016." (2017). Disponible en: http://repository.lasalle.edu.co/bitstream/handle/10185/21203/50121029_2017.pdf?sequence=1&isAllowed=y
17. Rodríguez Masó, Susana, et al. "Caracterización clinicoepidemiológica de la baja visión en el adulto mayor y su rehabilitación visual." *Revista Cubana de Oftalmología* 27.3 (2014): 416-426. Disponible en: http://scielo.sld.cu/scielo.php?script=sci_arttext&pid=S0864-21762014000300009
18. Gómez Morales, Jesús Rafael, et al. "Discapacidad visual: Factor agravante de la discapacidad física en pacientes reumáticos. Presentación de un caso." *Revista Cubana de Reumatología* 18 (2016): 0-0. Disponible en: http://scielo.sld.cu/scielo.php?script=sci_arttext&pid=S1817-59962016000400007
19. Linares Guerra, Marilyn, et al. "Retinosis pigmentaria en baja visión." *Revistacubana de oftalmología* 24.2 (2011): 279-286. Disponible en: http://www.revoftalmologia.sld.cu/index.php/oftalmologia/article/view/26/html_28

20. Esteban Borrego Lucas. "Déficit visual y nivel de educación" Tesis. Argentina. 2013. Disponible en: http://lildbi.fcm.unc.edu.ar/lildbi/tesis/Borrego_Lucas_E..pdf
21. Resa Ortiz, Maria. *Introducción de conceptos de óptica y optometría en Wikipedia: baja visión*. BS thesis. Universitat Politècnica de Catalunya, 2015. Disponible en: https://upcommons.upc.edu/handle/2117/89698
22. Álvarez Romero SL. Generalidades de la baja visión. Material de apoyo a la docencia. Acta Méd Centro. 2008 [citado 3 de marzo de 2018];2(3). Disponible en: http://www.actamedica.sld.cu/r3_08/generalidades.htm
23. Espinoza Artiga, María del Pilar, and Cindy Concepción Quintanilla Zamora. *Diagnóstico diferencial entre ceguera y baja visión, en pacientes afiliados a la Organización de Ciegos Marisela Toledo Ascencio de la ciudad de Managua, en el periodo de Octubre–Diciembre del año 2015*. Diss. Universidad Nacional Autónoma de Nicaragua, Managua, 2016. Disponible en: http://repositorio.unan.edu.ni/1515/1/40179.pdf
24. Organización Mundial de la Salud (2009). Prevención de la ceguera y la discapacidad visual evitables. 62ª ASAMBLEA MUNDIAL DE LA SALUD.
25. González Alonso Martha Marilys. Baja Visión. Libro. ECIMED. 2010. Disponible en: http://www.bvs.sld.cu/libros/baja_vision/baja_vision_completo.pdf
26. Barañano A. La rehabilitación de la Baja Visión. Actualidad y Boletín Informativo. 2009 [citado 3 de marzo de 2018]. Disponible en: http://www.baja-vision.org/rehabilitacion.htm
27. Organización Mundial de la Salud. Ceguera y discapacidad visual OMS. 2014;3. Disponible en:

http://www.who.int/mediacentre/factsheets/fs282/es/

28. World Health Organization. Universal eye health: a global action plan. OMS; 2014 [citado 18 de febrero de 2018]. Disponible en: http://www.who.int/blindness/en/
29. Ilhan, Nilufer, et al. "Effects of smoking on central corneal thickness and the corneal endothelial cell layer in otherwise healthy subjects." *Eye&contactlens* 42.5 (2016): 303-307. Disponible en: https://journals.lww.com/claojournal/Abstract/2016/09000/Effects_of_Smoking_on_Central_Corneal_Thickness.6.aspx
30. Solberg, Yoram, Mordechai Rosner, and Michael Belkin. "The association between cigarette smoking and ocular diseases." *Survey of ophthalmology* 42.6 (1998): 535-547. Disponible en: http://www.surveyophthalmol.com/article/S0039-6257%2898%2900002-2/abstract
31. Wang, Wei, and Xiulan Zhang. "Alcohol intake and the risk of age-related cataracts: a meta-analysis of prospective cohort studies." *PloSone* 9.9 (2014): e107820. Disponible en:

    http://journals.plos.org/plosone/article?id=10.1371/journal.pone.0107820
32. Hiratsuka, Yoshimune, Koichi Ono, and Akira Murakami. "Alcohol use and cataract." *Current drug abuse reviews* 2.3 (2009): 226-229. Disponible en: http://www.ingentaconnect.com/content/ben/cdar/2009/00000002/00000003/art00003
33. Romo ACA, García LE, Sámano GA, Barradas CA, Martínez IAA, Villarreal GP, et al. Prevalencia de glaucoma primario de ángulo abierto en pacientes mayores de 40 años de edad en un simulacro de campaña diagnóstica. Rev Mex Oftalmol. 2016 [citado 22 de diciembre

de 2016]. Disponible en: http://dx.doi.org/10.1016/j.mexoft.2016.08.003

34. Bae, Hyoung Won, et al. "Systemic hypertension as a risk factor for open-angle glaucoma: a meta-analysis of population-based studies." *PloS one* 9.9 (2014): e108226. Disponible en: www.ncbi.nlm.nih.gov/pmc/articles/PMC4177901
35. Zhao D, Cho J, Kim MH, Guallar E. The association of blood pressure and primary open-angle glaucoma: a meta-analysis.Am J Ophthalmol. 2014 [citado 23 de diciembre de 2018];158(3):615-27. Disponible en: https:// www.ncbi.nlm.nih.gov/pubmed/24879946
36. McMonnies, Charles W. "Glaucoma history and risk factors." *Journal of optometry* 10.2 (2017): 71-78. Disponible en: https://www.sciencedirect.com/science/article/pii/S1888429616000212
37. Zhao D, Cho J, Kim MH, Guallar E. The association of blood pressure and primary open-angle glaucoma: a meta-analysis. Am J Ophthalmol. 2014 [citado 23 de diciembre de 2018];158(3):615-27. Disponible en: https:// www.ncbi.nlm.nih.gov/pubmed/24879946
38. Li, Wan, et al. "Influencia del tabaquismo, la hipertensión arterial y la diabetes mellitus en las enfermedades oftalmológicas." *Revista Cubana de Oftalmología* 30.3 (2017): 1-14. Disponible en: http://scielo.sld.cu/pdf/oft/v30n3/oft10317.pdf
39. López-Gálvez, M. I., and J. M. García-Campos. "De la evidencia científica a la práctica clínica: pautas de tratamiento del edema macular diabético." *Archivos de la Sociedad Española de Oftalmología* 87 (2012): 38-45.
40. Yepes Sánchez, Ana. "Tipos de terapia visual y resultados obtenidos en pacientes con afectación del campo visual central." (2018). Disponible en: http://uvadoc.uva.es/bitstream/10324/31865/1/TFM-M406.pdf
41. Baja visión. MULTIOPTICAS. 2017. Disponible en:

https://www.delgadoespinosa.com/baja-vision/

42. American Academy of Ophthalmology. Glaucoma. EE.UU.: American Academy of Ophthalmology (Basic and Clinical ScienceCourse); 2011.
43. Rajiv K, Ali Jaffer MA, Abdulatif A. Prevalence and causes of blindness &low vision before and five year safter `vision 2020'initiativesin Oman: A review. Ophth Epidemiol. 2007;14(1):9-15
44. Pérez Díaz L. Glaucoma: principal problema de salud en los miembros de la Asociación Nacional del Ciego en Santiago de Cuba. MEDISAN. 2009 [citado 19 de junio de 2010];13(2). Disponible en: http://scielo.sld.cu/scielo.php?pid=S1029-30192009000200005&script=sci_arttext
45. Galvis, Vigilio. "Prevalencia de ceguera en el Departamento de Santander-Colombia." *MedUNAB* 12.2 (2009): 66-73. Disponible en: https://revistas.unab.edu.co/index.php/medunab/article/view/32/30
46. Pizzarello, Louis, et al. "VISION 2020: The Right to Sight: a global initiative to eliminate avoidable blindness." *Archives of ophthalmology* 122.4 (2004): 615-620.Disponible en: https://jamanetwork.com/journals/jamaophthalmology/article-abstract/416262
47. Courtright, P. "Género y salud ocular." *Sal Ocul Comuinit* 4.8 (2010): 10-2.
48. Colectivo de autores. Manual de diagnóstico y procedimientos en Oftalmología. Protocolo de actuación en Oftalmología. Glaucoma primario de ángulo abierto. La Habana: Editorial Ciencias Médicas; 2009;34:315-9.
49. Vingolo, Enzo M., Serena Salvatore, and Paolo G. Limoli. "MP-1 biofeedback: luminous pattern stimulus versus acoustic biofeedback in

age related macular degeneration (AMD)." *Applied psychophysiology and biofeedback* 38.1 (2013): 11-16. Disponible en: https://link.springer.com/content/pdf/10.1007%2Fs10484-012-9203-4.pdf

50. Cómo vivir con Baja Visión. National Eye Institute. Disponible en: https://nei.nih.gov/sites/default/files/health-pdfs/LWLV_LowVisionSpan_Booklet.pdf
51. Río Torres M. Criterios y tendencias actuales. En: Baja visión. Capítulo 59. Actualización del tratamiento en el paciente con baja visión. La Habana: Editorial Ciencias Médicas; 2009. p. 735-50.
52. García Manjarrés, Marta. "Revisión bibliográfica sobre la influencia de la baja visión en el estado socioemocional y la calidad de vida de los pacientes mayores." (2012). Disponible en: https://uvadoc.uva.es/bitstream/10324/6944/1/TFM-M103.pdf
53. Tirado Martínez, Oslay Mijail, et al. "Bases teóricas de la microperimetría en la rehabilitación visual de pacientes con baja visión." *Revista Cubana de Oftalmología* 24.2 (2011): 356-363. 2). Disponible en: http://scielo.sld.cu/scielo.php?script=sci_arttext&pid=S0864-21762011000200015
54. Espinoza R. Guía de práctica clínica de baja visión irreversible para Latinoamérica. Subcomité Baja Visión, Visión 2020. Asociación Panamericana de Oftalmología APAO; 2012.
55. ¿Qué tipos de ayudas ópticas existen para mejorar la baja visión. España. 2018.Disponible en: http://www.federopticosfuentesnajas.com/blog/que-tipos-de-ayudas-existen-para-mejorar-la-baja-vision
56. Polinski, Jennifer M., et al. "Association Between Narrow Pharmacy Networks and Medication Adherence."*JAMA internal medicine* 175.11

(2015): 1850-1853. Disponible en:

https://jamanetwork.com/journals/jamainternalmedicine/fullarticle/2434730

57. García Milian Ana Julia. "Caracterización epidemiológica del consumo de medicamentos por la población adulta de Cuba. 2007- 2010."Tesis. Cuba. 2011.
58. Fernández del Rivero D. Hipertensión. Br J Clin Pharmacol 2002; 19(8):338-44.
59. Organización Mundial de la Salud. Adherencia a los tratamientos a largo plazo. Pruebas para la acción. Ginebra: OMS; 2004
60. Guía cubana diagnóstico HTA. 2017. Disponible en: http://www.sld.cu/noticia/2017/11/12/guia-cubana-de-diagnostico-evaluacion-y-tratamiento-de-la-hipertension-arterial
61. Escorihuela Agulló, R. M. Drogues i Conductes Addictives. Artículo. (2012). Disponible en: http://ddd.uab.cat/record/92406/
62. Córdova, M. V. A. A. J., Alcaráz, L. M., García, S., & Cáceres, M. D. C. F. (2015). Evaluación de un Programa de Tratamiento para Dejar de Beber. Disponible en: http://www.psicologia.unam.mx/documentos/pdf/actas_ip/2015/articulos_a/Acta_Inv._Psicol._2015_5%281%29_1892_1903_Evaluacion_de_un_Programa_de_Tratamiento_para_Dejar_de_Beber.pdf
63. Navarrete, Vargas, And Karolay Estefany. Prevalencia de patologías sistémicas y oculares que causan baja visión, en pacientes atendidos por el equipo multidisciplinario del centro oftalmológico clinivision, periodo 2004-2015, de la ciudad de quito. Elaboración de un articulo científico. Bs thesis. 2016. Disponible en: http://www.dspace.cordillera.edu.ec/bitstream/123456789/2022/1/21-OPT-15-16-1726502048.pdf

64. Albóniga Morales, L., et al. "Comportamiento clínico-epidemiológico de la baja visión en Pinar del Río, Cuba. Mayo de 2006-2007." *Avances [Internet]* 10.3 (2008).Disponible en: http://www.ciget.pinar.cu/Revista/No.2008-3/art%EDculos/Dra.%20Lilia%20Rosa%20(Baja%20Vision).pdf
65. Connor PMO, Keeffe CMJE, Phd OAM. Original Article Access and utilization of a new low-vision rehabilitation service. :11–2.
66. WHO. World report on disability. 2011 [Internet]. Consultado el 29 de enero de 2017. Disponible en: http://www.who.int/disabilities/world_report/
67. Finger, Robert P., et al. "Blindness and visual impairment in Germany: a slight fall in prevalence." *DeutschesÄrzteblatt International* 109.27-28 (2012): 484. Disponible en: https://www.ncbi.nlm.nih.gov/pmc/articles/PMC3402073/pdf/Dtsch_Arztebl_Int-109-0484.pdf
68. Abou-Gareeb, Iman, et al. "Gender and blindness: a meta-analysis of population-based prevalence surveys." *Ophthalmic epidemiology* 8.1 (2001): 39-56. Disponible en:
69. Stevens, Gretchen A., et al. "Global prevalence of vision impairment and blindness: magnitude and temporal trends, 1990–2010." *Ophthalmology* 120.12 (2013): 2377-2384. Disponible en: https://www.sciencedirect.com/science/article/pii/S0161642013004806
70. Olatunji, Victoria A., Feyi G. Adepoju, and Joshua FA Owoeye. "Perception and attitude of a rural community regarding adult blindness in North Central Nigeria." *Middle East African journal of ophthalmology* 22.4 (2015): 508. Disponible en: https://www.ncbi.nlm.nih.gov/pmc/articles/PMC4660541/
71. Bae, Jeong Hun, et al. "Sodium intake and socioeconomic status as risk factors for development of age-related cataracts: the Korea National

Health and Nutrition Examination Survey." *PloS one* 10.8 (2015): e0136218. Disponible en: https://journals.plos.org/plosone/article/file?id=10.1371/journal.pone.0136218&type=printable

72. Chiang Peggy P. The global mapping of low vision services. PhD Thesis, The University of Melbourne 2009. Disponible en: http://repository.unimelb.edu.au/10187/7119.
73. Romero, Armando Rodríguez, et al. "Caracterización clinicoepidemiológica de la conjuntivitis alérgica en el Hospital Oftalmológico Port Mourant, de Guyana." *Revista Cubana de Oftalmología* 28.1 (2015): 54-63. Disponible en: http://www.medigraphic.com/pdfs/revcuboft/rco-2015/rco151g.pdf
74. Quintero Busutil, Mayrelis, et al. "Capacidad funcional y calidad de vida en los ancianos con degeneración macular y baja visión." *Revista Cubana de Oftalmología* 27.3 (2014): 332-349. Disponible en: http://scielo.sld.cu/pdf/oft/v27n3/oft03314.pdf
75. Clare, G. "Comprendamos qué es la baja visión." *Sal OculComunit. Perú* 5.12 (2012).
76. Miqueli Rodríguez, Maritza, Silvia M. López Hernández, and Susana Rodríguez Masó. "Low vision and population aging." *Revista Cubana de Oftalmología* 29.3 (2016): 492-501. Disponible en: http://www.medigraphic.com/pdfs/revcuboft/rco-2016/rco163k.pdf
77. Arias Uribe Johana et,al. Caracterización clínica y etiología de baja visión y ceguera en una población adulta con discapacidad visual. Rev Mex Oftalmol. 2018; 92(4): 201-208. Disponible en: https://www.researchgate.net/publication/326210813_Caracterizacion_clinica_y_etiologia_de_baja_vision_y_ceguera_en_una_poblacion_adulta_con_discapacidad_visual

78. Munera, Sebastián Rojas, et al. "Caracterización de una población con discapacidad visual (baja visión y ceguera) atendida en dos Instituciones Prestadoras de Salud de Medellín." *Medicina UPB* 34.1 (2016): 30-39. Disponible en: https://revistas.upb.edu.co/index.php/Medicina/article/view/6503
79. Dworak DP, Nichols J. A review of optic neuropathies. Dis Mon. 2014;60(6): 276-281.
80. Paczka Zapata J. Epidemiología del glaucoma en América Latina. Rev Sal OculComunit. 2013;5(13):77-8.
81. Colectivo de autores. Manual de diagnóstico y procedimientos en Oftalmología. Protocolo de actuación en Oftalmología. Grupos funcionales según tipo de afección visual. La Habana: Editorial Ciencias Médicas; 2009. p. 696-9.
82. Fontenot, L, Mark D. Bona et, al. (Consultant) on behalf of the American Academy of Ophthalmology Preferred Practice Pattern Vision Rehabilitation Committee. Vision Rehabilitation Preferred Practice Pattern® Ophtahlmology. January 2018 Volume 125, Issue 1, Pages P228–P278.
83. Mesa Lugo, Fátima Irene. "Atención integral del paciente con discapacidad visual en servicios de rehabilitación multidisciplinares." (2018). Disponible en: http://uvadoc.uva.es/bitstream/10324/31873/1/TFM-M412.pdf
84. Hernández Silva, Juan Raúl, et al. "ULTRAMICS: Microemulsificación por ultrachop." *Revista Cubana de Oftalmología* 21.1 (2008): 0-0. Disponible en: http://www.alaccsa.com/tc_ultra.htm
85. Baraño García A. Óptica y optometría. Apuntes sobre rehabilitación visual. Madrid: ONCE; 2008.
86. Chang V. Cómo enseñar a las personas a usar dispositivos para la baja visión. Sal OculComunit. 2012;5(12):50-1.

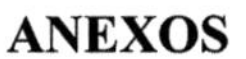

ANEXOS

ENCUESTA

Le pedimos su cooperación para responder las siguientes preguntas:

1 -Edad: Según años cumplidos marque una x donde corresponda:

___20-39 años. ___40-59 años. ___60 o más años.

2-Sexo: Femenino____ Masculino____

3- Color de la piel: Blanco ____ No Blanco ____

4- Nivel socieconómico: ¿Cuántas personas viven en su hogar? ____

¿Cuál es el total de ingresos? ____

5- Diabetes Mellitus: No ____ Si ____

6- Tabaquismo: Marque según corresponda. ¿Usted considera que?

¿Fuma? ___ No ___ Sí.

¿Con que frecuencia lo hace? _____________

7- ¿Consume usted bebidas alcohólicas?:

____No ____Si. ¿Con que frecuencia? _____________

8- Hipertensión Arterial Crónica: No ____ Si ____

9- ¿Cuales son las causas de su baja visión?: _________________________

____

10- ¿Cuales ayudas ópticas usted necesita?: __________________________

____

11- ¿Esta usted asistiendo al tratamiento de rehabilitación visual?:

____No ____Si. ¿Con que frecuencia? _____________

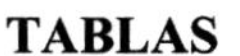

TABLAS

Tabla 1. Adultos con baja visión según edad y sexo. Consultorio Médico de la Familia 2 Policlínico Universitarios Manacas Castro Villa Clara Enero a Diciembre 2018.

Edad	**Sexo**				**Total**	
	Femenino		**Masculino**			
	n	**%**	**n**	**%**	**n**	**%**
20 - 39	4	2.7	1	10.5	5	9,8
40 - 59	10	35.5	11	32.9	21	41,2
60 y más	12	9.2	13	9.2	25	49,0
Total	26	51,0	25	49,0	51	100

Fuente: Formulario $X^2 = 3.476$ $p = 0.176$

Tabla 2. Adultos con baja visión según nivel socioeconómico y sexo. Consultorio Médico de la Familia 2 Policlínico Universitarios Manacas Castro Villa Clara Enero a Diciembre 2018.

Nivel socioeconómico	**Sexo**				**Total**	
	Femenino		**Masculino**			
	n	**%**	**n**	**%**	**n**	**%**
No aceptable	13	25,5	14	27,5	27	52,9
Aceptable	13	25,5	11	21,5	24	47,1
Total	26	51,0	25	49,0	51	100

Fuente: Formulario $X^2 = 0,184$ $p = 0,668$

Tabla 3. Adultos con baja visión según color de la piel y sexo. Consultorio Médico de la Familia 2 Policlínico Universitarios Manacas Castro Villa Clara Enero a Diciembre 2018.

Color de la piel	**Sexo**				**Total**	
	Femenino		**Masculino**			
	n	**%**	**n**	**%**	**n**	**%**
Blanco	19	37,3	14	27,5	33	64,7
No Blanco	7	13,7	11	21,5	18	35,3
Total	26	51,0	25	49,0	51	100

Fuente: Formulario $X^2 = 1,627$ $p = 0,202$

Tabla 4. Adultos con baja visión según color de la piel y sexo. Consultorio Médico de la Familia 2 Policlínico Universitarios Manacas Castro Villa Clara Enero a Diciembre 2018.

Clasificación	**Sexo**				**Total**	
	Femenino		**Masculino**			
	n	**%**	**n**	**%**	**n**	**%**
Moderada	16	31,4	12	23,5	28	54,9
Severa	7	13,9	9	17,6	16	31,5
Profunda	3	5,9	4	7,8	7	13,7
Total	26	51,0	25	49,0	51	100

Fuente: Formulario $X^2 = 0{,}945$ $p = 0{,}623$

Tabla 5. Adultos con baja visión según otros factores de riesgo. Consultorio Médico de la Familia 2 Policlínico Universitarios Manacas Castro Villa Clara Enero a Diciembre 2018.

Otros factores de riesgo	**n**	**%**
Diabetes Mellitus		
Si	21	41,2
No	30	58,8
Hipertensión arterial		
Normal	28	54,9
Hipertensión	23	45,1
Tabaquismo		
Si	12	23,5
No	39	76,5
Consumo de bebidas alcohólicas		
Bebedor moderado	45	88,2
Bebedor excesivo	3	5,9
Alcoholismo	3	5,9
Total	51	100

Fuente: Formulario

Tabla 6. Adultos con baja visión según causas de la baja visión. Consultorio Médico de la Familia 2 Policlínico Universitarios Manacas Castro Villa Clara Enero a Diciembre 2018.

Causas de la baja visión	**n**	**%**
Glaucoma	10	19,6
Albinismo	9	17,6
Renitopatía diabética	7	13,7
Degeneración macular adquiridad por la edad	6	11,8
Miopía magna	5	9,8
Enfermedades corneales	4	7,8
Uveitis	3	5,9
Tracoma	3	5,9
Retinosis pigmentarial	2	3,9
Traumatismo ocular	2	3,9

Fuente: Formulario

Tabla 7. Adultos con baja visión según ayuda óptica y sexo. Consultorio Médico de la Familia 2 Policlínico Universitarios Manacas Castro Villa Clara Enero a Diciembre 2018.

Ayuda óptica	**Sexo**				**Total**	
	Femenino		**Masculino**			
	n	**%**	**n**	**%**	**n**	**%**
Lupa	17	33,3	17	23,3	33	64,7
Ninguna	9	17,6	8	15,7	18	35,3
Total	26	51,0	25	49,0	51	100

Fuente: Formulario $X^2 = 0,039$ $p = 0,843$

Tabla 8. Adultos con baja visión según adherencia terapéutica y sexo. Consultorio Médico de la Familia 2 Policlínico Universitarios Manacas Castro Villa Clara Enero a Diciembre 2018.

Adherencia terapéutica	**Sexo**				**Total**	
	Femenino		**Masculino**			
	n	**%**	**n**	**%**	**n**	**%**
Adherido	8	15,7	6	11,8	14	27,5
No adhrerido	18	35,3	19	37,3	37	72,5
Total	26	51,0	25	49,0	51	100

Fuente: Formulario $X^2 = 0,293$ $p = 0,588$

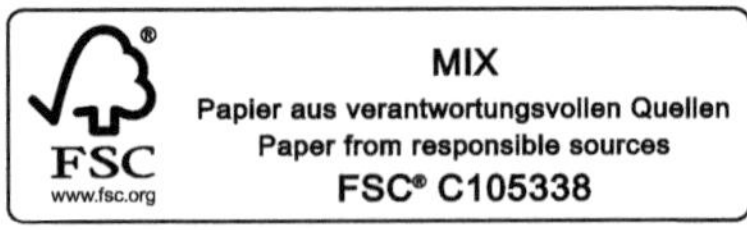

Printed by Books on Demand GmbH, Norderstedt / Germany